百草图鉴

中药速记图卡手册

HERBS PICTORIAL BOOKS

润德教育 编

华南理工大学出版社
SOUTH CHINA UNIVERSITY OF TECHNOLOGY PRESS
·广州·

图书在版编目（CIP）数据

百草图鉴 / 润德教育编 . —广州 ：华南理工大学出版社，2021.1

ISBN 978-7-5623-6316-3

Ⅰ . ①百…　Ⅱ . ①润…　Ⅲ . ①中草药 – 资格考试 – 自学参考资料　Ⅳ . ① R282

中国版本图书馆 CIP 数据核字（2020）第 121734 号

百草图鉴

润德教育　编

出 版 人：卢家明

出版发行：华南理工大学出版社

（广州五山华南理工大学17号楼，邮编510640）

http://www.scutpress.com.cn　E-mail:scutc13@scut.edu.cn

营销部电话：020-87113487　87111048（传真）

责任编辑：陈苑雯　庄　严

责任校对：詹伟文

印 刷 者：广东新华印刷有限公司

开　　本：889mm×1350mm　1/64　印张：3.75　字数：150千

版　　次：2021年1月第1版　2021年1月第1次印刷

印　　数：1 ~ 5000册

定　　价：49.00元

目录

第一篇

常用植物类中药

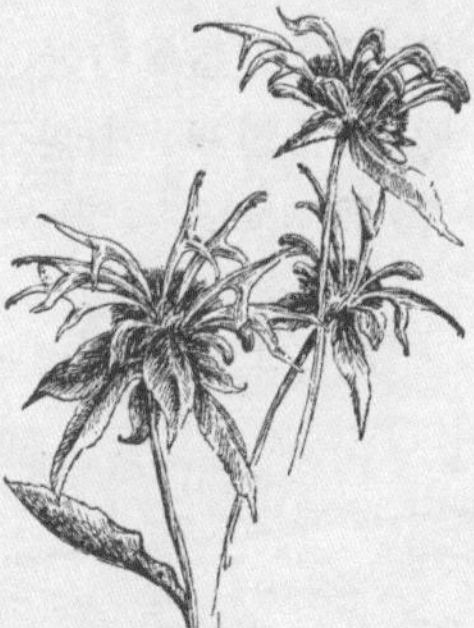

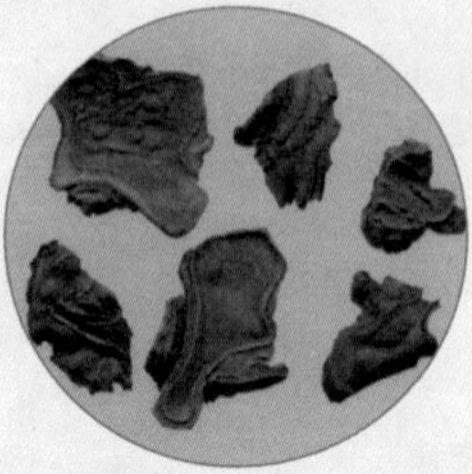

狗脊

【来　　源】蚌壳蕨科植物金毛狗脊的干燥根茎

【主 产 地】福建、四川

【性状要点】生狗脊片切面呈浅棕色，较平滑；近边缘 1 ~ 4mm 处有 1 条棕黄色隆起的木质部环纹或条纹，边缘不整齐，偶有金黄色绒毛残留

【功　　效】补肝肾，强腰膝，祛风湿

【主治病证】❶ 肾虚之腰痛脊强、足膝痿软
❷ 白带过多，小便不禁
❸ 风湿痹痛

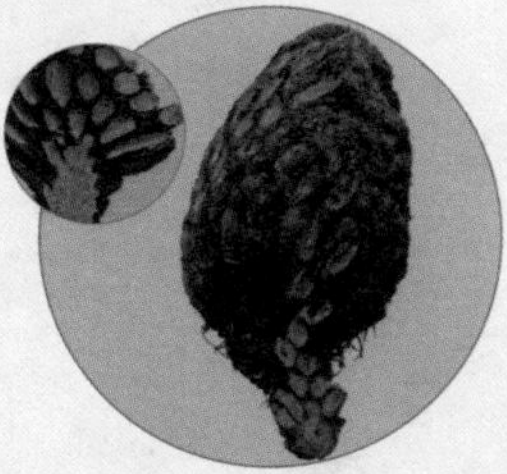

绵马贯众

【来　　源】鳞毛蕨科植物粗茎鳞毛蕨的干燥根茎和叶柄残基

【主 产 地】黑龙江、吉林、辽宁

【性状要点】表面呈黄棕色至黑褐色，密被排列整齐的叶柄残基及鳞片；叶柄残基呈扁圆形；断面略平坦，棕色，有黄白色维管束 5 ~ 13 个，呈环状排列

【功　　效】杀虫，清热解毒，止血

【主治病证】❶ 蛲虫病，钩虫病，绦虫病
❷ 风热感冒，温毒斑疹，痄腮
❸ 预防流感、流脑、麻疹
❹ 血热之吐衄、便血、崩漏

口诀

观众（贯众）杀死两只（止血）毒（清热解毒）虫（杀虫）

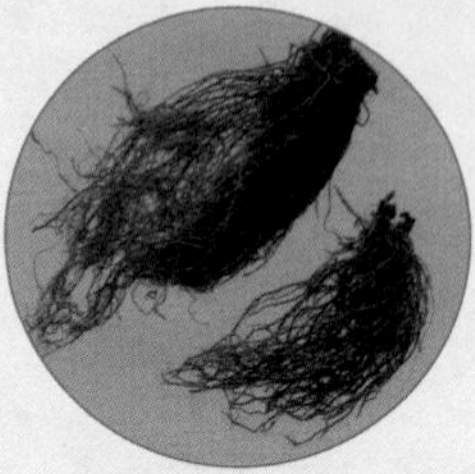

细辛

【来　　源】马兜铃科植物北细辛、汉城细辛或华细辛的干燥根和根茎，前两种习称“辽细辛”。别名：北细辛、辽细辛、小辛

【主 产 地】吉林、辽宁、黑龙江(北细辛和汉城细辛)；陕西、四川、湖北、江西、安徽(华细辛)

【性状要点】北细辛常卷曲成团；饮片质脆，切面呈黄白色或白色；气辛香，味辛辣、麻舌

【功　　效】祛风散寒，温肺化饮，通窍止痛

【主治病证】❶ 风寒表证，阳虚外感

❷ 寒饮咳喘

❸ 鼻渊头痛

❹ 风寒湿痹痛，头痛牙痛

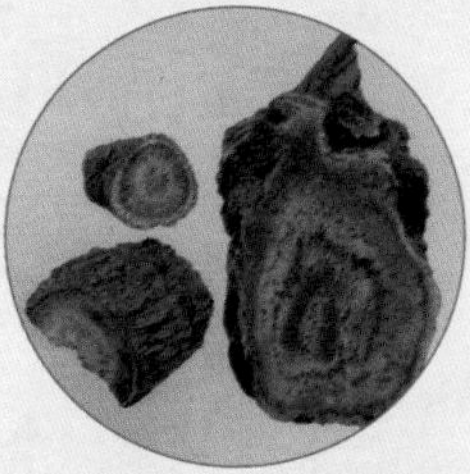

大黄

【来　　源】蓼科植物掌叶大黄、唐古特大黄或药用大黄的干燥根及根茎。别名：川军、生军、锦纹、将军

【主 产 地】甘肃、青海、西藏、四川（掌叶大黄）；青海、甘肃、西藏及四川（唐古特大黄）；四川、贵州、云南、湖北、陕西（药用大黄）

【性状要点】除尽外皮者表面呈黄棕色至红棕色，有的可见类白色网状纹理及“星点”（异型维管束）散在；嚼之粘牙，有沙粒感

【功　　效】泻下攻积，清热泻火，解毒止血，活血祛瘀

【主治病证】❶ 大便秘结，胃肠积滞，湿热之泻痢初起、黄疸，淋证涩痛

❷ 火热上攻之目赤、牙龈肿痛、口舌生疮、咽喉肿痛，热毒疮肿，水火烫伤

❸ 血热之吐衄、咯血、便血

❹ 瘀血闭经，产后瘀滞腹痛，癥瘕积聚，跌打损伤

口诀

大黄公鸡（泻下攻积）倾斜（清热泻火）着头看活鱼（活血祛瘀）身上的戒指（解毒止血）

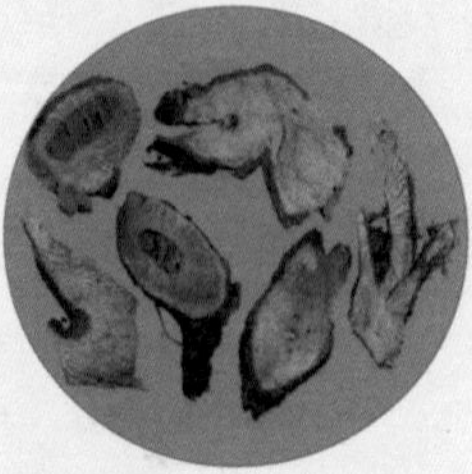

虎杖

【来　　源】蓼科植物虎杖的干燥根茎及根

【主 产 地】江苏、浙江、安徽、广东、广西、四川

【性状要点】切面皮部较薄，木部宽广，呈棕黄色，射线呈放射状，皮部与木部较易分离；根茎髓中有隔或呈空洞状

【功　　效】活血祛瘀，利湿退黄，清热解毒，化痰止咳，泻下通便

【主治病证】❶ 闭经，痛经，癥瘕，跌打损伤
❷ 风湿痹痛，湿热黄疸、淋浊、带下
❸ 痈肿疮毒，毒蛇咬伤，水火烫伤
❹ 肺热咳嗽，热结便秘
❺ 肝胆系及泌尿系结石症

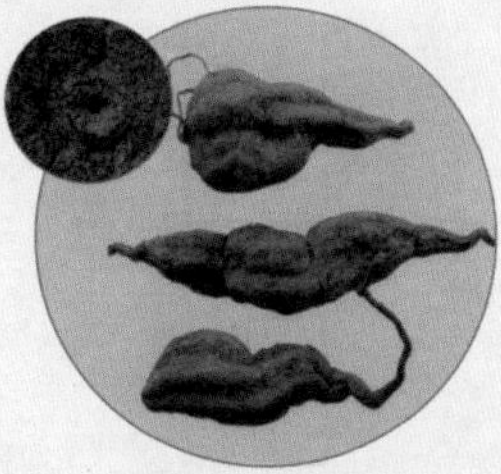

何首乌

【来　　源】蓼科植物何首乌的干燥块根

【主 产 地】河南、湖北、广西、广东、贵州、四川、江苏

【性状要点】为团块状或不规则纺锤形，表面红棕色或红褐色，皱缩不平；切断面呈浅黄棕色或浅红棕色，显粉性；皮部有 4 ～ 11 个类圆形异型维管束环列，形成云锦状花纹

【功　　效】制首乌：补益精血；生首乌：解毒，截疟，润肠通便

【主治病证】
1. 精血不足之头晕眼花、须发早白、腰酸脚软、崩漏带下、遗精
2. 瘰疬，疮肿
3. 体虚久疟
4. 肠燥便秘

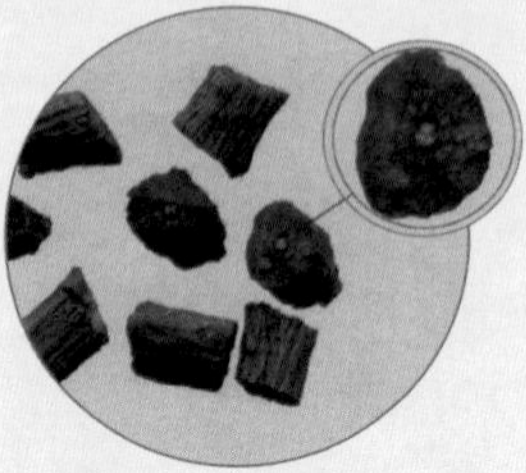

牛膝

【来　　源】苋科植物牛膝的干燥根。别名：怀牛膝

【主 产 地】河南的武陟、沁阳，为“四大怀药”之一

【性状要点】饮片切面平坦，为淡棕色或棕色，略呈角质样而油润；中心维管束木部较大，呈黄白色，外围散有多数黄白色点状维管束，断续排列成 2 ～ 4 轮；气微，味微甜而稍苦涩

【功　　效】活血通经，利尿通淋，引血下行，补肝肾，强筋骨

【主治病证】❶ 月经不调，痛经，闭经，难产，产后瘀滞腹痛，癥瘕，跌打伤痛

❷ 小便不利，淋证涩痛，湿热下注之足膝肿痛

❸ 吐衄，口舌生疮，牙龈肿痛

❹ 肝阳上亢之头痛眩晕，肝肾亏虚之腰膝酸痛、筋骨无力，风湿痹痛，筋脉拘挛，痿证

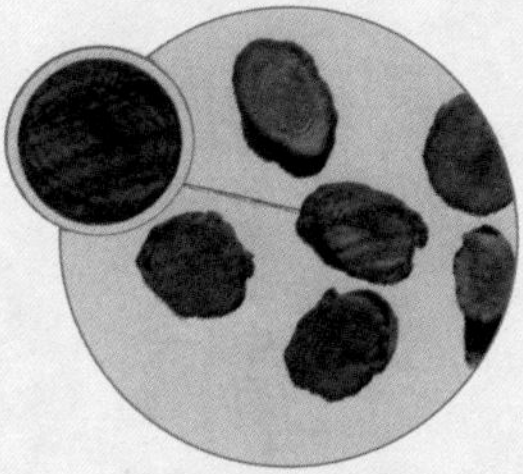

川牛膝

【来　　源】苋科植物川牛膝的干燥根

【主 产 地】四川，以四川天全县、宝兴县所产质量最佳

【采收加工】秋、冬二季采挖，烘或晒至半干，堆放回润，再烘干或晒干

【性状要点】饮片切面呈淡黄色至棕黄色，可见多数黄色点状维管束排成数轮同心环；气微，味甜

【功　　效】逐瘀通经，通利关节，利尿通淋，引血下行

【主治病证】❶ 月经不调，痛经，闭经，产后瘀滞
❷ 跌打伤痛，关节痹痛
❸ 小便不利，淋浊涩痛
❹ 吐衄，尿血，口舌生疮，牙龈肿痛
❺ 肝阳上亢，头痛眩晕

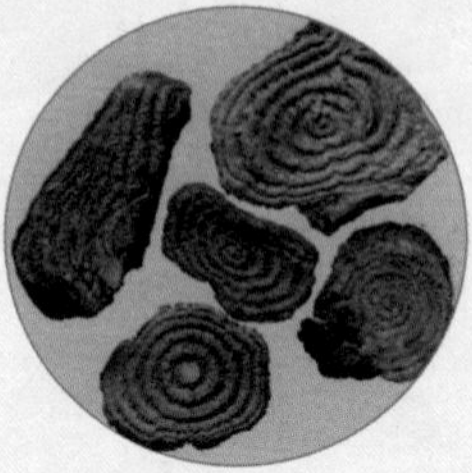

商陆

【来　　源】商陆科植物商陆或垂序商陆的干燥根

【主 产 地】湖南、湖北、安徽、陕西

【性状要点】切面呈浅黄棕色或黄白色，木部隆起，形成数个突起的同心性环轮，俗称“罗盘纹”；纵切片弯曲或卷曲，木部有平行条状突起；气微，味稍甜，久嚼麻舌

口诀

走商路（陆）要看罗盘（商陆的鉴别特征是“罗盘纹”）

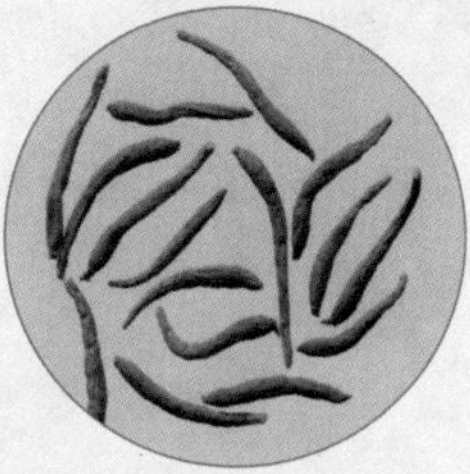

太子参

【来　　源】石竹科植物孩儿参的干燥块根

【主 产 地】江苏、山东、安徽、贵州

【性状要点】药材呈细长纺锤形或细长条形，稍弯曲；表面呈灰黄色至黄棕色，较光滑，微有纵皱纹，凹陷处有须根痕；顶端有茎痕；断面较平坦，周边为淡黄棕色，中心为淡黄白色，呈角质样

【功　　效】补气生津

【主治病证】❶ 脾虚之食少倦怠，气津两伤之口渴

❷ 肺虚咳嗽

❸ 心悸，失眠，多汗

真题演练

（中药一） 36. 表面黄棕色至黑褐色，密被排列整齐叶柄残基及鳞片的药材是

A. 何首乌
B. 绵马贯众
C. 石菖蒲
D. 骨碎补
E. 天南星

【答案】B

（中药二） 47. 虎杖味苦性微寒，除活血祛瘀外，还能

A. 化痰止咳
B. 消肿生肌
C. 宣肺平喘
D. 下乳消肿
E. 引血下行

【答案】A

112. 大黄性味苦寒，沉降下行，既入脾、胃、大肠经，又入心、肝血分，依据其性能特点，可知其功效为

A. 软坚润燥
B. 泻下攻积
C. 清热泻火
D. 解毒止血
E. 活血祛瘀

【答案】BCDE

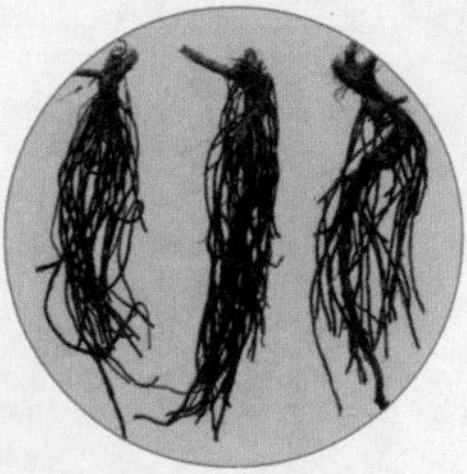

威灵仙

【来　　源】毛茛科植物威灵仙、棉团铁线莲或东北铁线莲的干燥根和根茎

【主 产 地】江苏、浙江、江西、湖南

【性状要点】根茎呈柱状，下侧着生多数细根；根呈细长圆柱形，稍弯曲，表面为黑褐色，有的皮部脱落，露出黄白色木部

【功　　效】祛风湿，通经络，消痰水，治骨鲠

【主治病证】❶ 风寒湿痹，瘫痪麻木，肢体拘挛
❷ 痰饮积聚，诸骨鲠喉

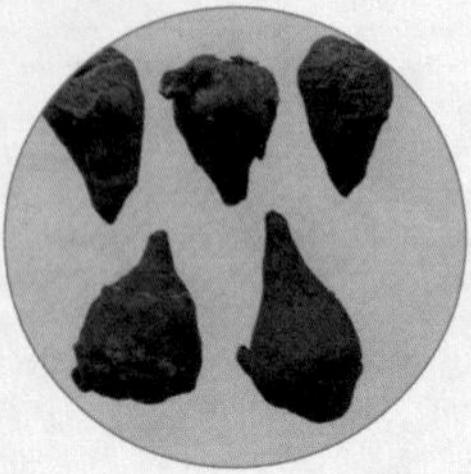

川乌

【来　源】毛茛科植物乌头的干燥母根

【主 产 地】陕西及四川的江油、平武、青川、安县、布拖

【性状要点】呈不规则圆锥形，稍弯曲，顶端常有残茎，中部多向一侧膨大；表面呈棕褐色或灰棕色，皱缩，有小瘤状侧根及子根脱离后的痕迹；断面为类白色或浅灰黄色，形成层环纹呈多角形

【功　效】祛风除湿，散寒止痛

【主治病证】❶风寒湿痹，寒湿头痛（尤宜用于重症）

❷寒疝腹痛，心腹冷痛

❸局部麻醉（外用）

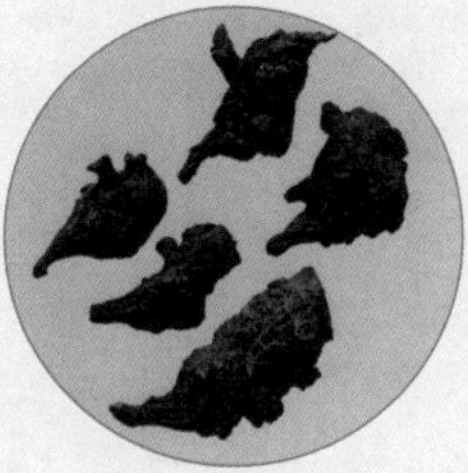

草乌

【来　　源】毛茛科植物北乌头的干燥块根

【主 产 地】东北及华北地区

【性状要点】呈不规则长圆锥形，略弯曲，形如“乌鸦头”；顶端常有残茎和少数不定根残基，有的顶端一侧有一枯萎的芽，一侧有一圆形或扁圆形不定根残基（习称“钉角”），表面为灰褐色或黑棕褐色，皱缩，有纵皱纹、点状须根痕和数个瘤状侧根

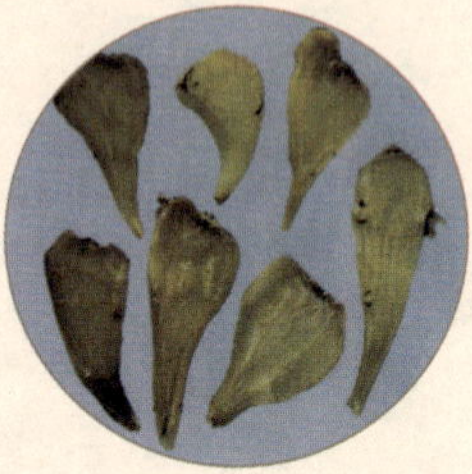

附子（白附片）

【来　　源】毛茛科植物乌头的子根的加工品

【主 产 地】陕西及四川的江油、平武、绵阳

【采收加工】泥附子洗净，浸入食用胆巴的水溶液中数日，连同浸液煮至透心，捞出，剥去外皮，纵切成 0.3cm 的片，用水浸漂后取出蒸透

【性状要点】无外皮，呈黄白色，半透明，厚约 0.3cm

【功　　效】回阳救逆，补火助阳，散寒止痛

【主治病证】
1. 亡阳欲脱证
2. 肾阳不足、命门火衰之畏寒肢冷、宫冷、阳痿、尿频
3. 脾肾阳虚之脘腹冷痛、水肿、泄泻
4. 心阳虚衰之心悸、胸痹
5. 寒湿痹痛，阳虚外感

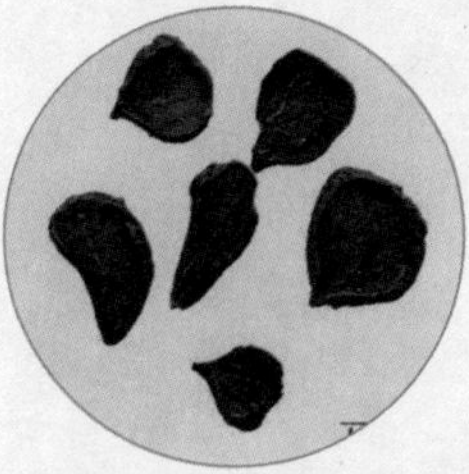

附子（黑顺片）

【来　　源】毛茛科植物乌头的子根的加工品

【主 产 地】陕西及四川的江油、平武、绵阳

【采收加工】泥附子洗净，浸入食用胆巴的水溶液中数日，连同浸液煮至透心，捞出，用水浸漂，纵切成 0.5cm 的片，再用水浸漂，用调色液使附片染成浓茶色，取出，蒸至出现油面、光泽

【性状要点】药材为纵切片，上宽下窄；外皮呈黑褐色；切面呈暗黄色，油润且具光泽，半透明状，有纵向导管束；质硬而脆，断面呈角质样

【功　　效】回阳救逆，补火助阳，散寒止痛

【主治病证】
1. 亡阳欲脱证
2. 肾阳不足、命门火衰之畏寒肢冷、宫冷、阳痿、尿频
3. 脾肾阳虚之脘腹冷痛、水肿、泄泻
4. 心阳虚衰之心悸、胸痹
5. 寒湿痹痛，阳虚外感

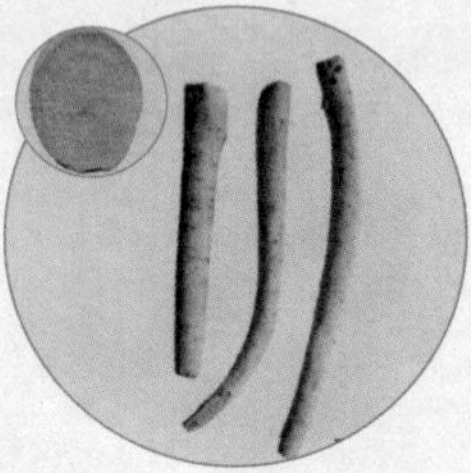

白芍

【来　　源】毛茛科芍药的干燥根。
别名：杭白芍、白白芍

【主 产 地】浙江、安徽、四川、贵州、山东

【采收加工】夏、秋二季采挖，置沸水中煮后除去外皮或去皮后再煮

【性状要点】药材呈圆柱形，平直或稍弯曲，两端平截，表面为类白色或淡红棕色；饮片切面为类白色或微带棕红色，形成层明显，可见稍隆起的筋脉纹，呈放射状排列

【功　　效】养血调经，柔肝止痛，平抑肝阳，敛阴止汗

【主治病证】❶ 血虚萎黄，月经不调，崩漏，痛经
❷ 肝脾不和之胸胁脘腹作痛，四肢拘急疼痛
❸ 肝阳上亢之头痛眩晕
❹ 阴虚盗汗，表虚自汗

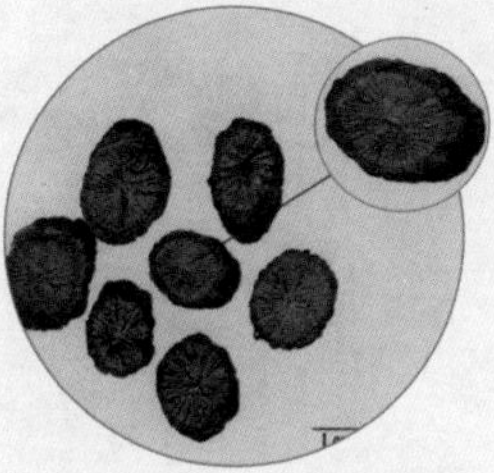

赤芍

【来　　源】毛茛科植物芍药及川赤芍的干燥根

【主 产 地】内蒙古和东北地区（芍药）；四川、甘肃、陕西（川赤芍）

【性状要点】饮片切面呈粉白色或粉红色，皮部窄，木部放射状纹理明显，有的具裂隙；气微香，味微苦、酸涩

【功　　效】清热凉血，散瘀止痛，清肝火

【主治病证】❶ 温病热入营血之斑疹、吐血、衄血，火热内伤之血热吐血、衄血，皮下出血

❷ 血滞之闭经、痛经，产后瘀滞，癥瘕，跌打肿痛

❸ 痈疮肿毒，目赤肿痛，肝郁化火之胁痛

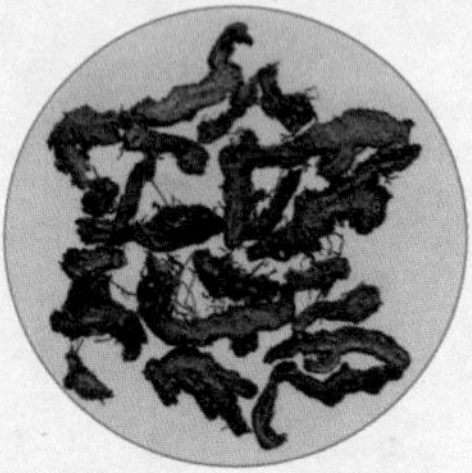

黄连（黄连片）

【来　　源】毛茛科植物黄连、三角叶黄连或云连的干燥根茎，以上三种分别习称“味连”“雅连”和“云连”

【主 产 地】重庆的石柱以及四川的洪雅、峨眉

【性状要点】药材为不规则的薄片；外表皮呈灰黄色或黄褐色，粗糙，有细小的须根；切面或碎断面呈鲜黄色或红黄色，具放射状纹理；气微，味极苦

【功　　效】清热燥湿，泻火解毒

【主治病证】❶ 湿热之痞满呕吐、泻痢、黄疸、疮疹
❷ 热病之高热烦躁、神昏，内热之心烦不寐
❸ 肝火犯胃之呕吐吞酸，胃火之牙痛、口舌生疮
❹ 血热妄行之吐血、衄血，痈疽肿毒，耳道疖肿，目赤肿痛

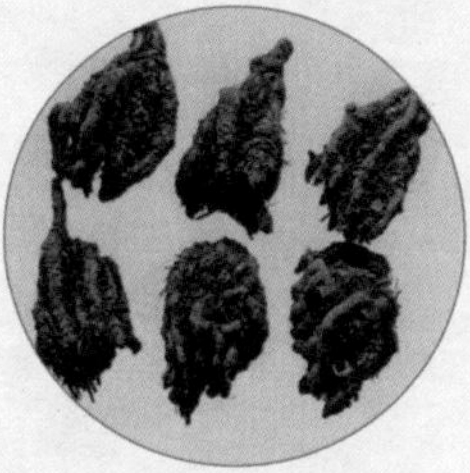

黄连（味连）

【来　　源】毛茛科植物黄连的干燥根茎，习称“味连”

【主 产 地】重庆的石柱以及四川的洪雅、峨眉

【性状要点】多分枝，常弯曲，集聚成簇，形如鸡爪；表面呈灰黄色或黄褐色，有不规则结节状隆起，有的节间表面平滑如茎秆，习称“过桥”

【功　　效】清热燥湿，泻火解毒

【主治病证】
❶ 湿热之痞满呕吐、泻痢、黄疸、疮疹
❷ 热病之高热烦躁、神昏，内热之心烦不寐
❸ 肝火犯胃之呕吐吞酸，胃火之牙痛、口舌生疮
❹ 血热妄行之吐血、衄血，痈疽肿毒，耳道疖肿，目赤肿痛

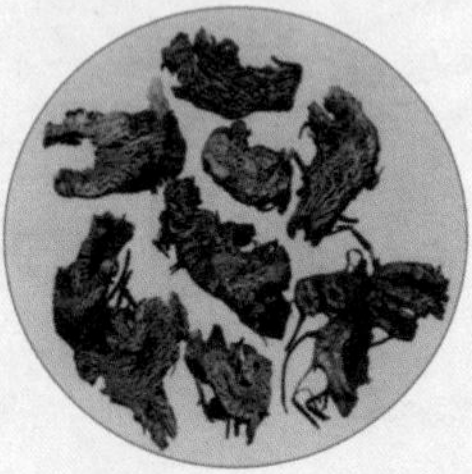

升麻

【来　　源】毛茛科植物大三叶升麻、兴安升麻或升麻的干燥根茎。

别名：绿升麻、周升麻

【主 产 地】黑龙江、吉林、辽宁

【性状要点】表面呈黑褐色或棕褐色，粗糙不平，有坚硬的细须根残留，上面有数个圆形空洞的茎基痕，洞内壁显网状沟纹；断面不平坦，有裂隙，纤维性，呈黄绿色或淡黄白色

【功　　效】发表透疹，清热解毒，升举阳气

【主治病证】❶ 风热头痛（阳明头痛最宜），麻疹不透

❷ 热毒疮肿，丹毒，痄腮，口舌生疮，咽喉肿痛，温毒发斑

❸ 气虚下陷之久泻脱肛、子宫脱垂、胃下垂、崩漏下血等

真题演练

(中药一) 32. 表面呈灰黄色或黄褐色，有不规则结节状隆起，有的节间表面平滑如茎秆，习称“过桥”的药材是

A. 桔梗
B. 羌活
C. 黄连
D. 玉竹
E. 巴戟天

【答案】C

34. 横断面为类白色或浅灰黄色，形成层环纹呈多角形的药材是

A. 白及
B. 川乌
C. 白芍
D. 川牛膝
E. 白附子

【答案】B

81. 切面类呈白色或微带棕红色，形成层明显，可见稍隆起的筋脉纹呈放射状排列的饮片是

A. 莪术
B. 绵马贯众
C. 何首乌
D. 胡黄连
E. 白芍

【答案】E

真题演练

（中药一） 97. 试卷附图图 16～图 20 中，图示饮片气微香，味微苦、酸涩的是

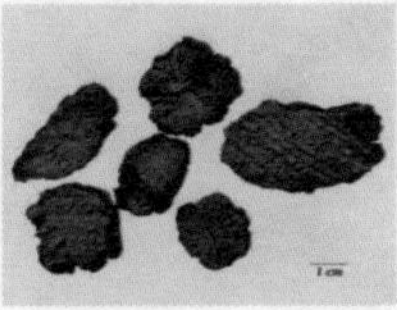

A. 图 16

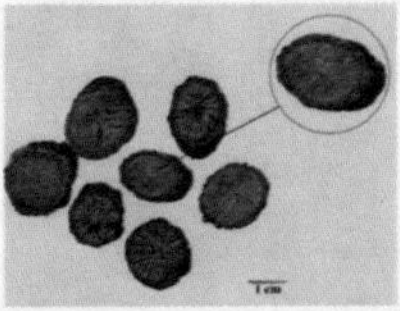

B. 图 17

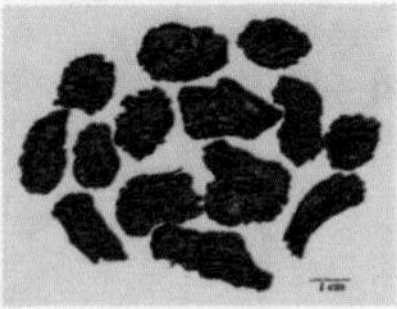

C. 图 18

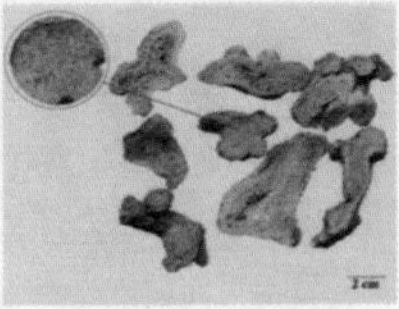

D. 图 19

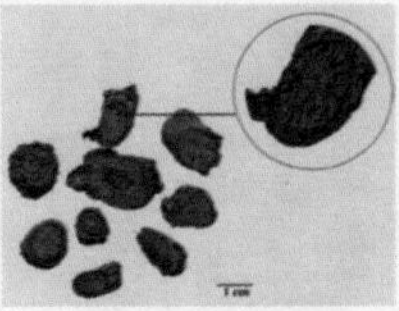

E. 图 20

【答案】B

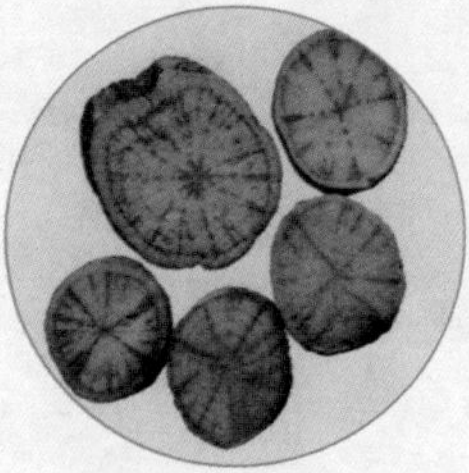

防己

【来　　源】防己科植物粉防己的干燥根。

别名：粉防己、汉防己

【主 产 地】浙江、安徽、湖北、湖南、江西

【性状要点】药材断面平坦，呈灰白色，富粉性，有排列较稀疏的放射状纹理。饮片为类圆形或半圆形厚片，切面呈灰白色，粉性，有稀疏的放射状纹理

【功　　效】祛风湿，止痛，利水

【主治病证】❶ 风湿痹痛（尤宜用于热痹）

❷ 脚气浮肿，水肿，腹水，小便不利

口诀

天热（风湿热痹、水肿兼热）去玩水，要防止自己（防己）溺水（利水）

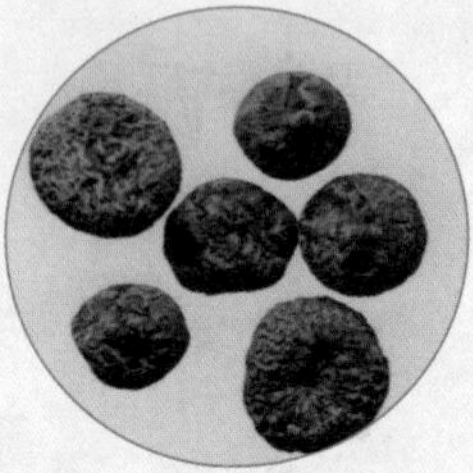

延胡索

【来　　源】罂粟科植物延胡索的干燥块茎。
别名：元胡、玄胡索

【主 产 地】浙江的东阳、磐安

【采收加工】夏初茎叶枯萎时采挖，置沸水中煮至恰无白心

【性状要点】药材表面为黄色或黄褐色，有不规则网状皱纹，顶端有略凹陷的茎痕，底部常有疙瘩状突起。饮片切面为黄色，呈角质样，具蜡样光泽

【功　　效】活血，行气，止痛

【主治病证】血瘀气滞之胸胁、脘腹作痛、胸痹心痛、痛经，产后瘀滞腹痛，跌打伤痛等

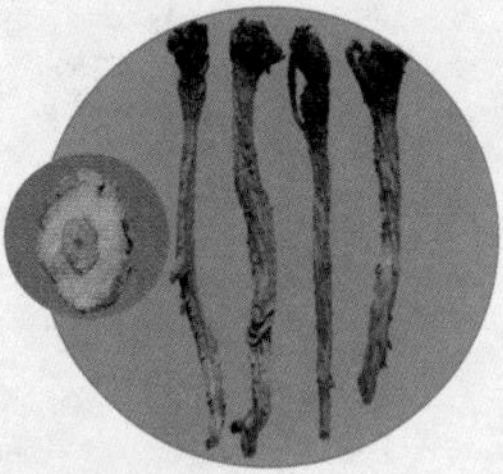

板蓝根

【来　　源】十字花科植物菘蓝的干燥根

【主 产 地】河北、江苏、河南、安徽

【采收加工】秋季采挖，除去泥沙，晒干

【性状要点】根头略膨大，可见暗绿色或暗棕色轮状排列的叶柄残基和密集的疣状突起；断面皮部呈黄白色，木部呈黄色

【功　　效】清热解毒，凉血，利咽

【主治病证】❶ 温病之发热、头痛或斑疹

❷ 痈疮肿毒，丹毒，痄腮，大头瘟疫，咽喉肿痛

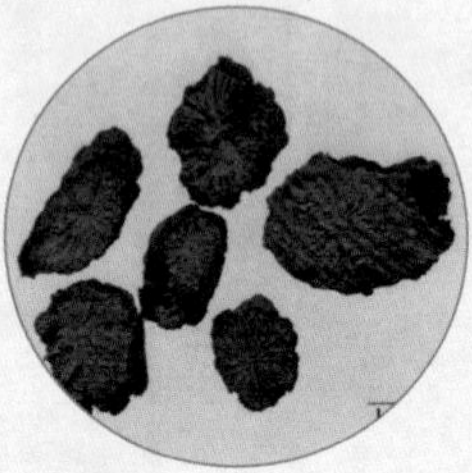

地榆

【来　　源】蔷薇科植物地榆或长叶地榆的干燥根，后者习称“绵地榆”

【主 产 地】东北地区及内蒙古、山西、陕西（地榆）；安徽、浙江、江苏、江西（长叶地榆）

【性状要点】饮片外表皮为灰褐色至深褐色；切面较平坦，呈粉红色、淡黄色或黄棕色；木部略显，呈放射状排列，或皮部有多数黄棕色绵状纤维

【功　　效】凉血止血，解毒敛疮

【主治病证】❶ 血热之咳血、吐衄、尿血、便血、痔血、崩漏、月经量多

❷ 疮疡肿毒，湿疹，皮肤溃烂，烫伤

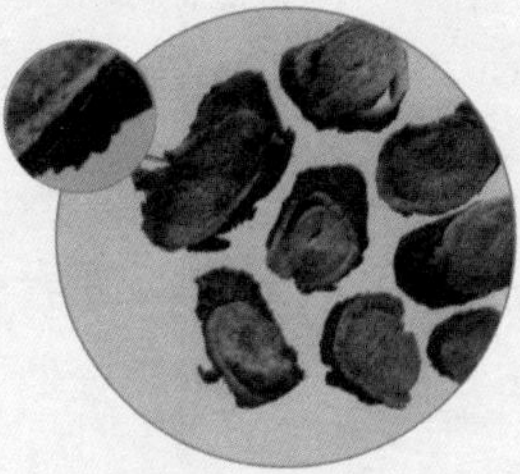

苦参

【来　　源】豆科植物苦参的干燥根

【主 产 地】山西、河南、河北

【性状要点】饮片外皮薄，常破裂反卷或脱落，脱落处呈黄色或棕黄色，光滑；切面呈黄白色，纤维性，具放射状纹理及裂隙，有的可见同心环纹；气微，味极苦

【功　　效】清热燥湿，杀虫止痒，利尿

【主治病证】❶ 湿热之黄疸、泻痢、便血，湿疮，湿疹

❷ 疥癣，麻风，带下，阴痒

❸ 湿热淋痛，小便不利

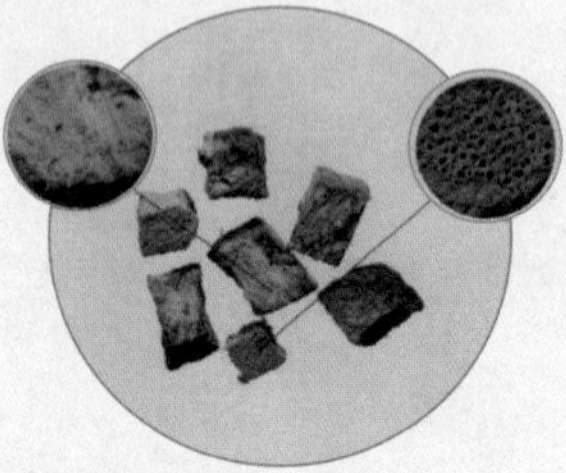

葛根

【来　　源】豆科植物野葛的干燥根，习称“野葛”

【主 产 地】湖南、河南、广东、浙江

【性状要点】呈纵切的长方形厚片或小方块，外皮为淡棕色至棕色，有纵皱纹；饮片切面为浅黄棕色至棕黄色，质韧，纤维性强

【功　　效】解肌退热，生津止渴，透疹，升阳止泻

【主治病证】
❶ 感冒头痛，项背强痛
❷ 热病烦渴，消渴
❸ 麻疹初起透发不畅
❹ 湿热之泻痢初起，脾虚泄泻

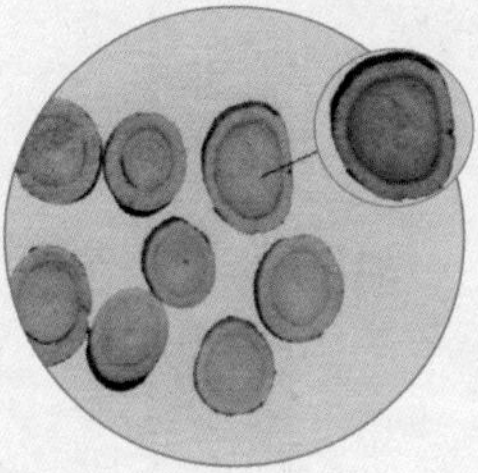

甘草

【来　　源】豆科植物甘草、胀果甘草或光果甘草的干燥根及根茎。

别名：粉甘草、皮草、国老

【主 产 地】内蒙古、甘肃、新疆

【性状要点】饮片切面略显纤维性，黄白色至黄色，形成层环明显，射线呈放射状，有裂隙，显“菊花心”；气微，味甜而特殊

【功　　效】益气补中，祛痰止咳，解毒，缓急止痛，缓和药性

【主治病证】❶ 心气虚之心动悸、脉结代

❷ 脾虚之乏力、食少便溏

❸ 咳嗽气喘

❹ 痈疮肿毒，食物或药物中毒

❺ 脘腹或四肢挛急作痛

❻ 调和诸药

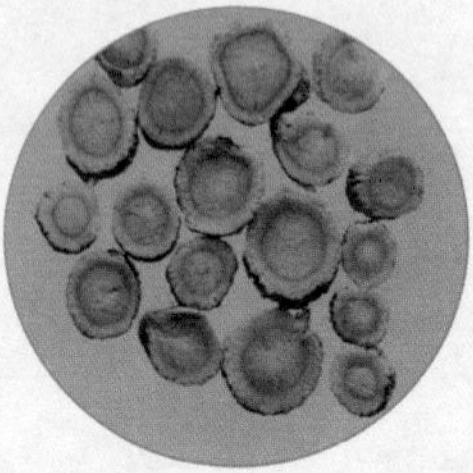

黄芪

【来　　源】豆科植物蒙古黄芪或膜荚黄芪的干燥根

【主 产 地】山西、内蒙古（蒙古黄芪）；东北地区、内蒙古、山西、河北、四川（膜荚黄芪）

【性状要点】饮片切面皮部为黄白色，木部为淡黄色，有放射状纹理及裂隙，显“菊花心”，有的中心偶有枯朽状，黑褐色，或呈空洞；嚼之微有豆腥味

【功　　效】补气升阳，益卫固表，托毒生肌，利水消肿

【主治病证】❶ 脾肺或脾胃气虚，中气下陷，气不摄血，气虚发热

❷ 气血两亏，血痹肢麻，半身不遂，血虚萎黄，消渴，自汗，盗汗

❸ 气血不足之痈疮不溃或久溃不敛

❹ 气虚水肿，小便不利

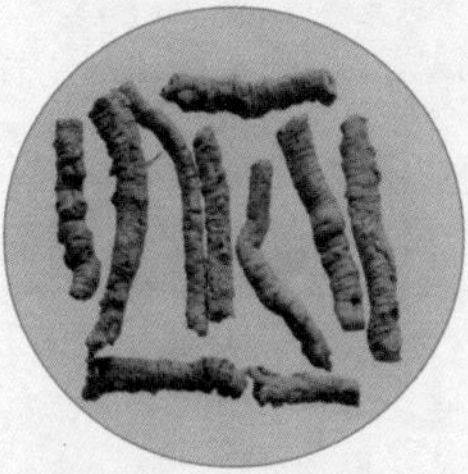

远志

【来　　源】远志科植物远志或卵叶远志的干燥根

【主 产 地】山西、陕西、吉林、河南

【性状要点】表面呈灰黄色至灰棕色，有较密且深陷的横皱纹、纵皱纹及裂纹；断面皮部呈棕黄色，木部呈黄白色，皮部易与木部剥离；气微，味苦、微辛，嚼之有刺喉感

【功　　效】安神益智，祛痰开窍，消散痈肿

【主治病证】❶ 心神不安，失眠，惊悸，健忘

❷ 痰阻心窍之神志恍惚、癫痫发狂

❸ 痰多咳嗽

❹ 痈疽肿痛，乳痈肿痛

口诀

要谈（祛痰）远大志向（远志，安神益智），脑袋要开窍，杂念要消散（消散痈肿）

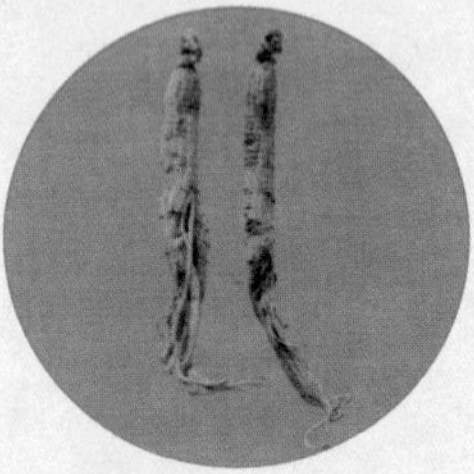

人参

【来　　源】五加科植物人参的干燥根和根茎。栽培者称“园参”；播种在山林野生状态下自然生长的称“林下山参”，习称“籽海”

【主 产 地】吉林、辽宁、黑龙江

【性状要点】药材有根茎（芦头）、不定根（艼）、凹窝状茎痕（芦碗）；饮片皮部有黄棕色点状树脂道及放射状裂隙；香气特异，味微苦、甘

【功　　效】大补元气，补脾益肺，生津止渴，安神益智

【主治病证】❶ 气虚欲脱证
❷ 脾气虚弱之食欲不振、呕吐泄泻
❸ 肺气虚弱之气短喘促、脉虚自汗
❹ 热病津伤之口渴，消渴证
❺ 心神不安，惊悸健忘，失眠多梦

真题演练

（中药一） 90. 试卷图 21 ~图 25 中，图示中药为板蓝根的是

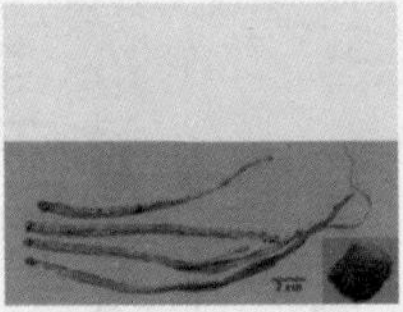

A. 图 21

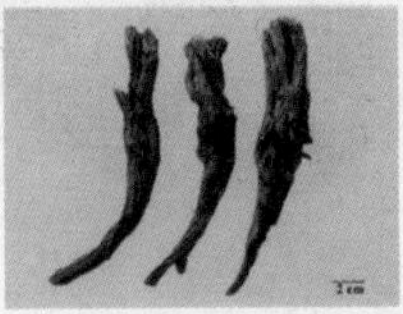

B. 图 22

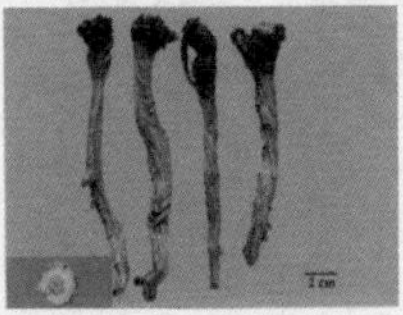

C. 图 23

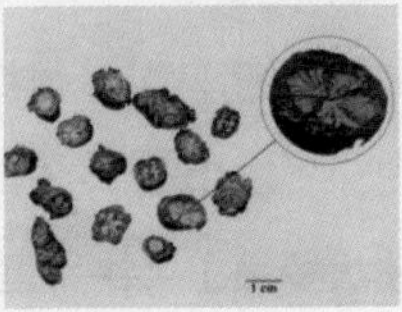

D. 图 24

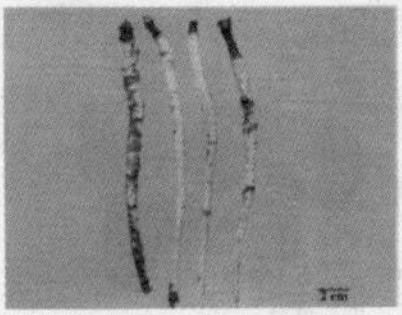

E. 图 25

【答案】C

（中药二） 44. 既患湿热淋痛，又患疥癣瘙痒，宜选用的药是

A. 黄柏　　B. 苦参

C. 秦皮　　D. 龙胆

E. 天花粉

【答案】B

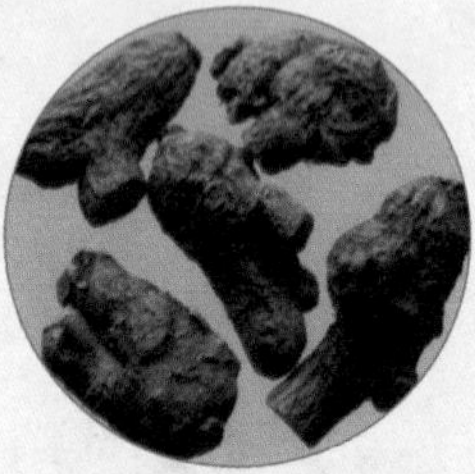

西洋参

【来　　源】五加科植物西洋参的干燥根

【主 产 地】原产于加拿大和美国

【性状要点】饮片切面为淡黄白色至黄白色，形成层环呈棕黄色，皮部有黄棕色点状树脂道，近形成层环处较多且明显，木部纹理略呈放射状；气微而特异，味微苦、甘

【功　　效】补气养阴，清热生津

【主治病证】❶ 阴虚热盛之咳嗽痰血
❷ 热病气阴两伤之烦倦
❸ 津液不足之口干舌燥，内热消渴

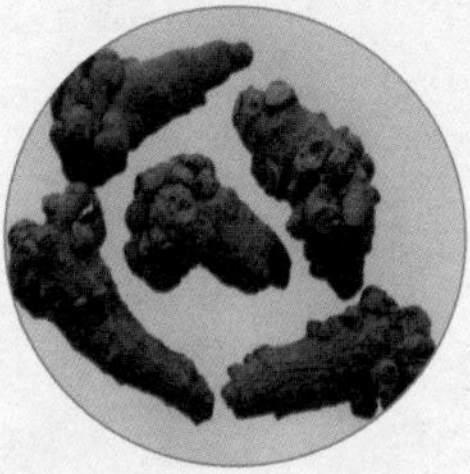

三七

【来　　源】五加科植物三七的干燥根和根茎。
别名：田三七、参三七、旱三七、田七、滇七、金不换

【主 产 地】云南的文山以及广西的田阳、靖西、百色

【采收加工】秋季花开前采挖，主根习称“三七”，支根习称“筋条”，根茎习称“剪口”，须根习称“绒根”

【性状要点】表面呈灰褐色或灰黄色，有断续的纵皱纹和支根痕；顶端有茎痕，周围有瘤状突起；断面呈灰绿色、黄绿色或灰白色

【功　　效】化瘀止血，活血定痛

【主治病证】❶ 咳血，吐衄，便血，崩漏，外伤出血
❷ 瘀阻肿痛，跌打损伤
❸ 胸腹刺痛

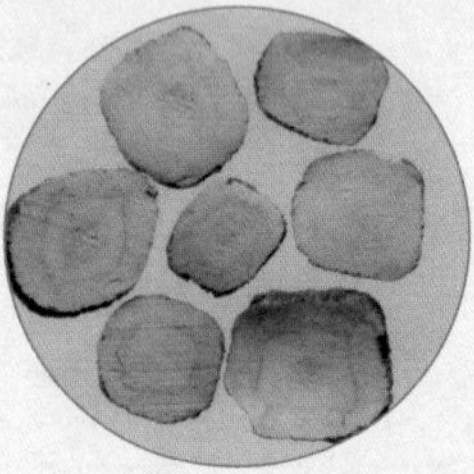

白芷

【来　　源】伞形科植物白芷或杭白芷的干燥根。
别名：杭白芷、香白芷

【主 产 地】河南长葛、禹县者习称"禹白芷"；河北安国者习称"祁白芷"；浙江、福建者习称"杭白芷"；四川者习称"川白芷"

【采收加工】夏、秋间叶黄时采挖

【性状要点】饮片切面呈白色或灰白色，具粉性，形成层环呈棕色，近方形或近圆形，皮部散有多数棕色油点；气芳香，味辛、微苦

【功　　效】发散风寒，通窍止痛，燥湿止带，消肿排脓

【主治病证】❶ 风寒表证或表证夹湿兼有头痛鼻塞
❷ 鼻渊头痛，阳明头痛，眉棱骨痛，牙痛
❸ 风寒湿痹，寒湿带下，疮疡肿毒

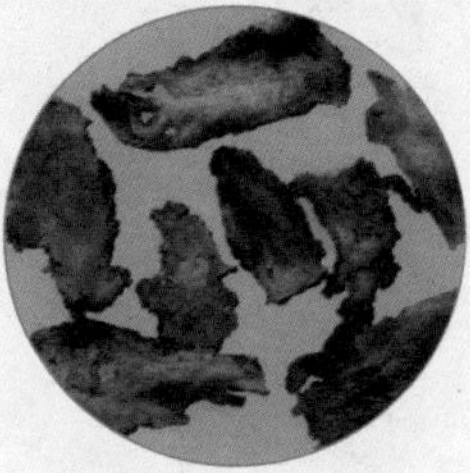

当归

【来　　源】伞形科植物当归的干燥根。

别名：秦当归、云当归、川当归

【主 产 地】甘肃的岷县、武都、漳县、成县、文县

【性状要点】药材根头（归头）具环纹，或具数个明显突出的根茎痕，有紫色或黄绿色的茎及叶鞘的残基。饮片切面散有棕色油点，有淡棕色形成层环纹；质柔韧，油润；有浓郁香气，味甘、辛、微苦

【功　　效】补血活血，调经止痛，润肠通便

【主治病证】❶ 血虚之萎黄、心悸眩晕

❷ 月经不调，痛经，闭经

❸ 虚寒腹痛，瘀血疼痛，痹痛麻木，跌打损伤

❹ 痈疽疮疡

❺ 血虚肠燥之便秘

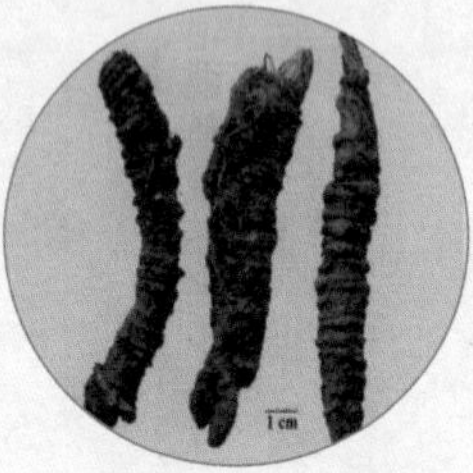

羌活

【来　　源】伞形科植物羌活或宽叶羌活的干燥根茎及根。别名：川羌活、西羌活

【主 产 地】四川、云南、青海、甘肃

【采收加工】春、秋二季采挖

【性状要点】药材表面为棕褐色至黑褐色；节间缩短，呈紧密隆起的环状，形似蚕，习称“蚕羌”；饮片表皮为棕褐色至黑褐色，切面外侧为棕褐色，木部为黄白色，有的可见放射状纹理；气香，味微苦而辛

【功　　效】解表散寒，祛风胜湿，止痛

【主治病证】❶ 风寒表证，表证夹湿
❷ 风寒湿痹，头痛项痛

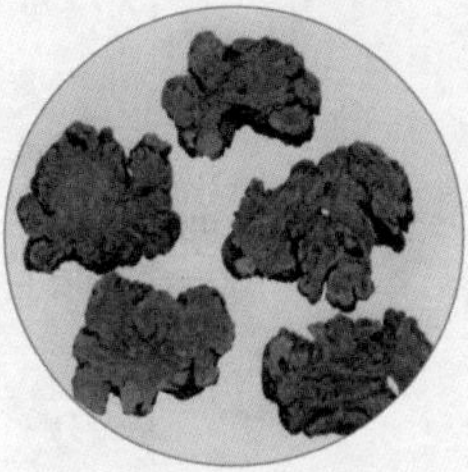

川芎

【来　　源】伞形科植物川芎的干燥根茎

【主 产 地】四川的都江堰、彭州、崇州

【采收加工】夏季当茎上的节盘显著突出且略带紫色时采挖，晒至半干后再烘干

【性状要点】药材为不规则结节状的拳形团块。饮片横切片切面呈黄白色或灰黄色，散有黄棕色小油点，可见明显波状环纹或多角形纹理；纵切片边缘不整齐，呈蝴蝶状，习称“蝴蝶片”

【功　　效】活血行气，祛风止痛

【主治病证】❶ 月经不调，痛经，闭经，难产，产后瘀滞腹痛

❷ 胸痹心痛，胁肋疼痛，肢体麻木，跌打损伤，疮痈肿痛

❸ 风湿痹痛，头痛

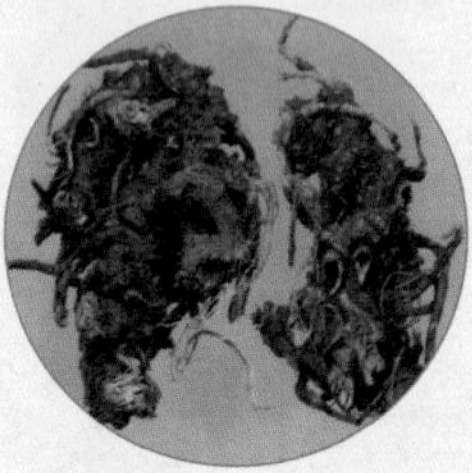

藁本

【来　　源】伞形科植物藁本或辽藁本的干燥根茎及根

【主 产 地】陕西、甘肃、河南、四川

【性状要点】药材根茎呈不规则结节状圆柱形，表面为棕褐色或暗棕色，上侧残留数个凹陷的圆形茎基，下侧有多数点状突起的根痕及残根。饮片切面为黄色至浅黄褐色，具裂隙或孔洞，呈纤维性；气浓香，味辛、苦、微麻

【功　　效】发表散寒，祛风胜湿，止痛

【主治病证】❶ 风寒表证，表证夹湿

❷ 风寒湿痹，颠顶头痛

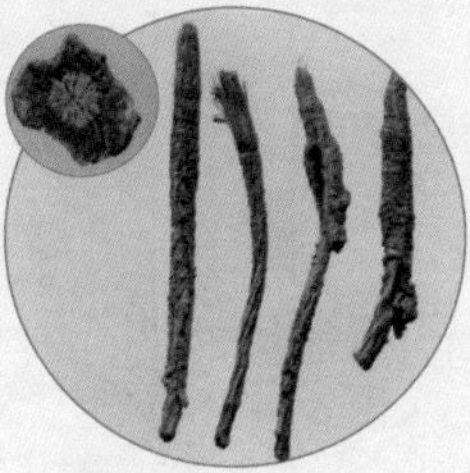

防风

【来　源】伞形科植物防风的干燥根

【主 产 地】东北地区及内蒙古东部，习称“关防风”

【性状要点】根头部有明显密集环纹，习称“蚯蚓头”；表面呈灰棕色或灰褐色，粗糙；断面不平坦，皮部呈棕黄色至棕色，有裂隙，称“菊花心”，散生黄棕色油点

【功　效】祛风解表，胜湿，止痛，解痉

【主治病证】❶ 风寒、风热表证，表证夹湿
❷ 风湿疹痒，风寒湿痹
❸ 小儿惊风，破伤风

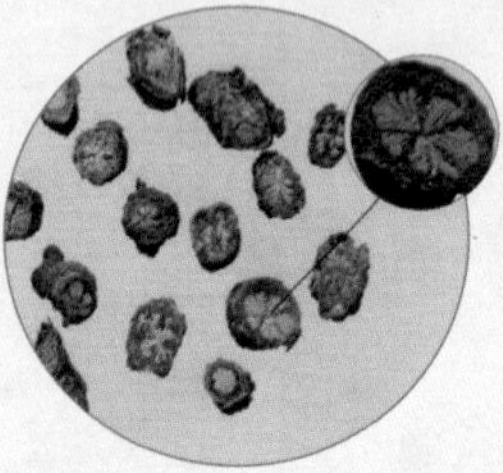

柴胡

【来　　源】伞形科植物柴胡或狭叶柴胡的干燥根，分别习称“北柴胡”和“南柴胡”。

别名：北柴胡、南柴胡、软柴胡

【主 产 地】河北、河南、东北、陕西（北柴胡）；江苏、安徽、东北（南柴胡）

【性状要点】北柴胡断面呈片状纤维性，皮部为浅棕色，木部为黄白色，气微香，味微苦；南柴胡断面略平坦，不显纤维性，具败油气

【功　　效】解表退热，疏肝解郁，升举阳气

【主治病证】❶ 感冒高热，邪在少阳之寒热往来

❷ 肝郁气结，胁肋作痛，月经不调，痛经

❸ 气虚下陷之久泻脱肛、子宫脱垂及胃下垂等

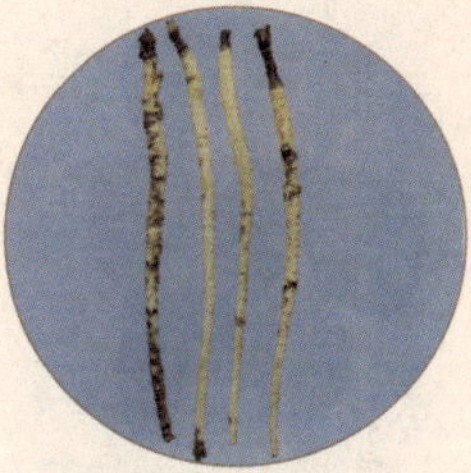

北沙参

【来　　源】伞形科植物珊瑚菜的干燥根。
别名：辽沙参、东沙参、莱阳沙参

【主 产 地】山东、河北、辽宁、江苏

【采收加工】夏、秋二季采挖，置沸水中烫后，除去外皮

【性状要点】呈细长圆柱形，顶端常留有黄棕色根茎残基；上端稍细，中部略粗，下部渐细；气特异，味微甘

【功　　效】养阴清肺，益胃生津

【主治病证】❶ 肺热燥咳，阴虚劳嗽咯血
❷ 阴伤津亏之舌干口渴

真题演练

(中药一) 100. 试卷附图图 21 ~图 25 中，图示饮片具有发散风寒、燥湿止带功效的是

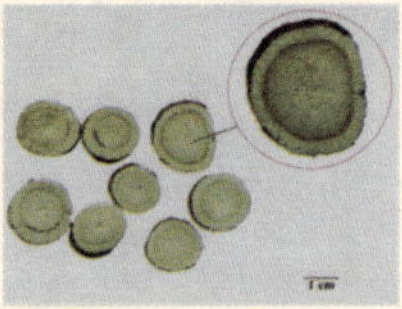

A. 图 21

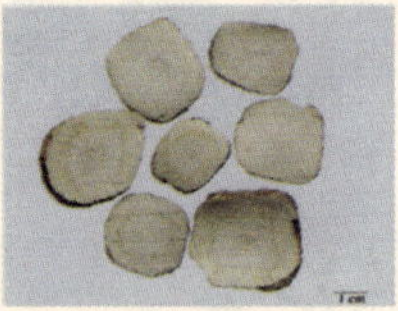

B. 图 22

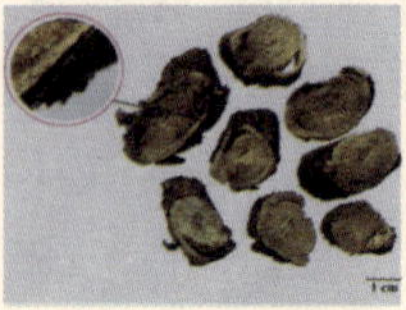

C. 图 23

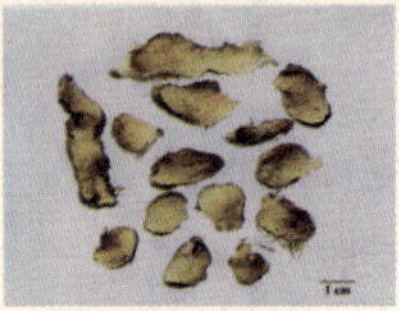

D. 图 24

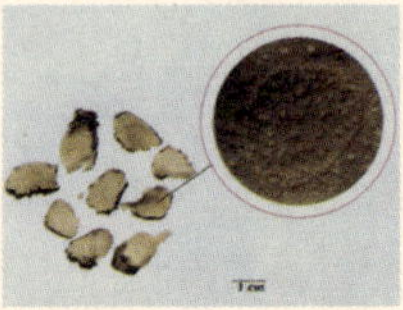

E. 图 25

【答案】B

真题演练

中药一 120. 试卷附图图 26 ~图 30 中，图示中药来源于伞形科的有

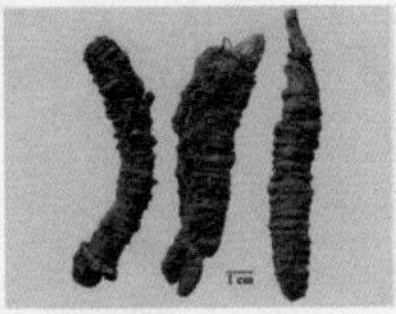

A. 图 26

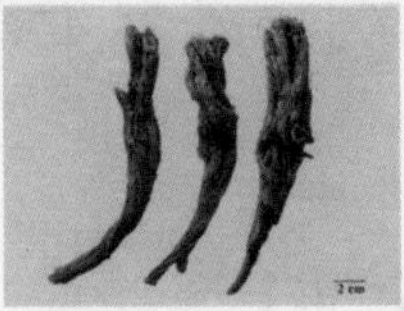

B. 图 27

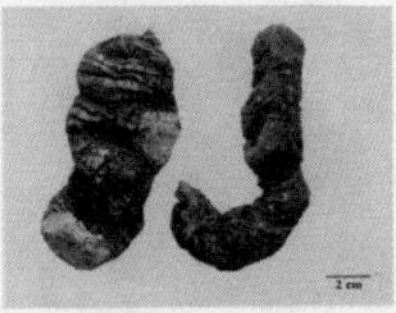

C. 图 28

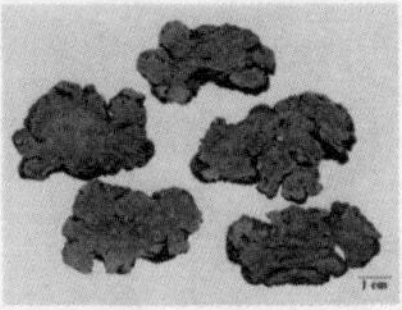

D. 图 29

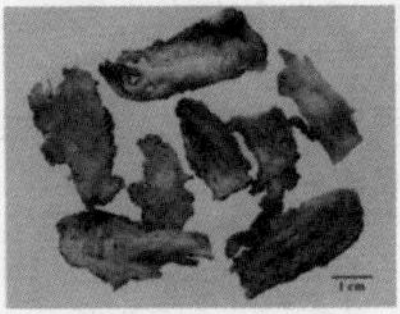

E. 图 30

【答案】ADE

中药二 70. 某女，35 岁，咳嗽痰血，证属阴虚火旺，宜选用的药是

A. 党参　　B. 西洋参

C. 山药　　D. 细辛

E. 瓜蒌

【答案】B

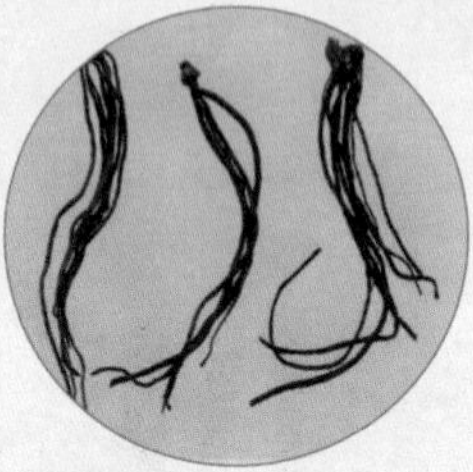

龙胆

【来　　源】龙胆科植物条叶龙胆、龙胆、三花龙胆或坚龙胆的干燥根及根茎。前三种习称“龙胆”，后一种习称“坚龙胆”

【主 产 地】黑龙江、辽宁、吉林及内蒙古

【性状要点】药材呈圆柱状，略扭曲，长10～20cm，直径0.2～0.5cm；表面呈淡黄色或黄棕色，上部多有显著的横皱纹，下部较细，有纵皱纹及支根痕；气微，味甚苦

【功　　效】清热燥湿，泻肝胆火

【主治病证】❶ 湿热下注之带下、阴肿阴痒、阴囊湿疹，湿热黄疸

❷ 肝火上炎之头痛目赤、耳聋胁痛等

❸ 高热抽搐，带状疱疹，小儿急惊

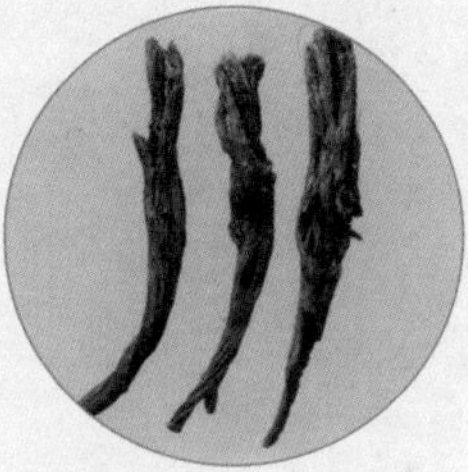

秦艽

【来　　源】龙胆科植物秦艽、麻花秦艽、粗茎秦艽或小秦艽的干燥根。前三种按性状不同分别习称“秦艽”和“麻花艽”，后一种习称“小秦艽”。

别名：左秦艽

【主 产 地】甘肃、山西、陕西，以甘肃产量最大、质量最好

【采收加工】春、秋二季采挖晒软，堆置“发汗”至表面呈红黄色或灰黄色时，摊开晒干

【性状要点】呈类圆柱形，上粗下细，扭曲不直，顶端有残存的茎基及纤维状叶鞘；饮片粗糙，有扭曲纵纹或网状孔纹；气特异，味苦、微涩

【功　　效】祛风湿，舒筋络，清虚热，利湿退黄

【主治病证】❶ 风湿热痹，风寒湿痹，表证夹湿
❷ 骨蒸潮热，湿热黄疸

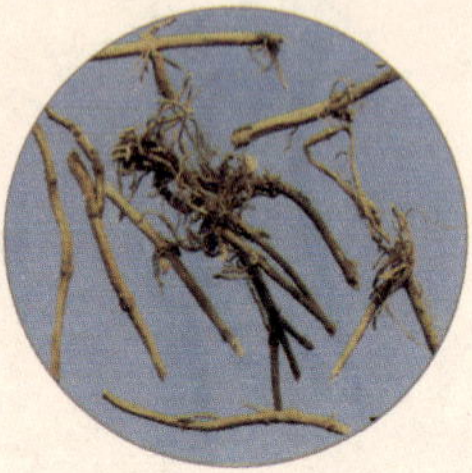

白前

【来　　源】萝藦科植物柳叶白前或芫花叶白前的干燥根茎及根

【主 产 地】浙江、江苏、安徽

【性状要点】表面呈黄白色或黄棕色，节明显，顶端有残茎；质脆，断面中空，习称“鹅管白前”；节处簇生纤细弯曲的根，有多次分枝呈毛须状，常盘曲成团

【功　　效】降气，祛痰，止咳

【主治病证】肺气壅实之咳喘气逆、痰多

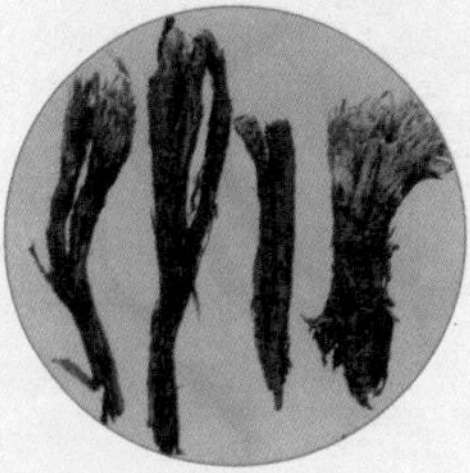

紫草

【来　　源】紫草科植物新疆紫草或内蒙紫草的干燥根，药材分别习称“软紫草”和“内蒙紫草”

【主 产 地】新疆（新疆紫草）；内蒙古、甘肃（内蒙紫草）

【性状要点】表面为紫红色或紫褐色，皮部疏松，呈条形片状，常 10 余层重叠，易剥落，顶端有的可见分歧的茎残基；断面不整齐，木部较小，为黄白色或黄色

【功　　效】凉血活血，解毒透疹

【主治病证】❶ 温病血热毒盛之斑疹紫黑，麻疹
❷ 湿疹，疮疡，阴痒，水火烫伤

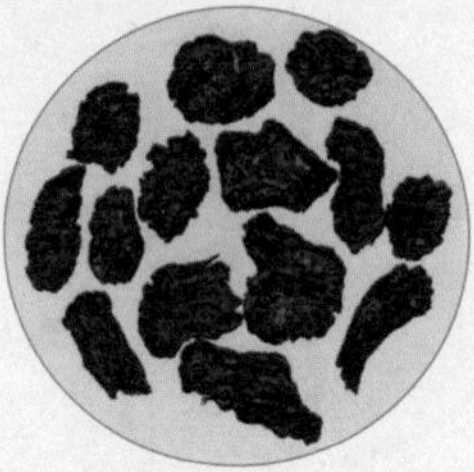

丹参

【来　源】唇形科植物丹参的干燥根及根茎。
别名：紫丹参、赤参

【主产地】四川、安徽、江苏、陕西、河南及山东，以四川栽培品产量最大，习称“川丹参”

【性状要点】老根外皮疏松，常呈鳞片状剥落；饮片切面有裂隙或略平整而致密，皮部为棕红色，木部为灰黄色或紫褐色，有黄白色放射状纹理

【功　效】活血祛瘀，通经止痛，清心除烦，凉血消痈

【主治病证】
1. 月经不调，血滞闭经，产后瘀阻腹痛
2. 胸痹心痛，脘腹作痛，热痹肿痛，癥瘕积聚，肝脾肿大
3. 热病之高热烦躁，内热心烦，心悸怔忡，失眠，斑疹，疮痈肿痛

口诀

单身（丹参）生活（活血祛瘀）经常心痛（通经止痛）、心烦（清心除烦）、心凉（凉血消痈）

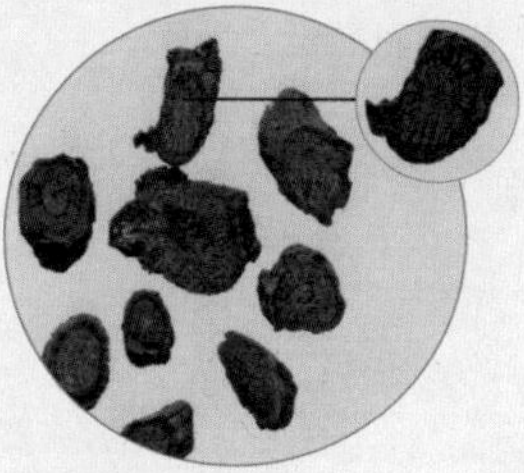

黄芩

【来　　源】唇形科植物黄芩的干燥根。
别名：条芩、子芩、枯芩、片芩

【主 产 地】河北、山西、内蒙古、辽宁

【性状要点】药材老根中心呈枯朽状或中空。饮片为类圆形或不规则形薄片；外表皮呈黄棕色至棕褐色；切面为黄棕色或黄绿色，具有放射状纹理；气微，味苦

【功　　效】清热燥湿，泻火解毒，止血，安胎

【主治病证】
1. 湿温，暑湿，湿热之黄疸、泻痢、淋痛、胸闷、疮疹
2. 热病烦渴，肺热咳喘，少阳寒热，目赤，咽部疼痛，火毒痈肿
3. 血热之吐衄、咳血、便血及崩漏
4. 胎热之胎动不安

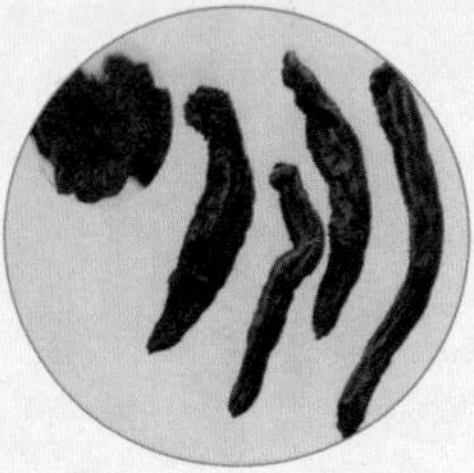

玄参

【来　　源】玄参科植物玄参的干燥根

【主 产 地】浙江

【采收加工】冬季茎叶枯萎时采挖根，堆放3~6天“发汗”，反复数次至干燥

【性状要点】药材呈类圆柱状，中部略粗或上粗下细，有的微弯曲。饮片切面为黑色，微有光泽，有的具裂隙；气特异似焦糖，味甘、微苦

【功　　效】清热凉血，滋阴降火，解毒散结，润肠

【主治病证】❶ 温病之热入营血证，温毒发斑

❷ 热病伤阴之心烦不眠，阴虚火旺之骨蒸潮热

❸ 咽喉肿痛，痈疮肿毒，阳毒脱疽，瘰疬痰核

❹ 阴虚肠燥便秘

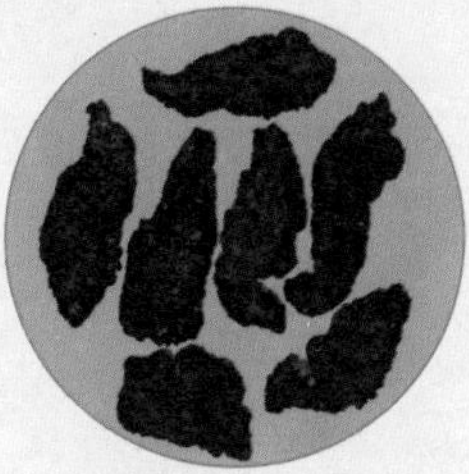

生地黄

【来　　源】玄参科植物地黄的新鲜或干燥块根

【主 产 地】河南的武陟、温县、博爱

【采收加工】将鲜地黄缓缓烘焙至内部变黑，约八成干，捏成团块

【性状要点】生地黄饮片的切面呈棕黑色或乌黑色，有光泽，具黏性；气微，味微甜。熟地黄饮片的表面呈乌黑色，有光泽，黏性大；断面呈乌黑色，有光泽；气微，味甜

【功　　效】清热凉血，养阴生津，润肠

【主治病证】❶ 温病之热入营血
❷ 血热之吐衄、尿血、崩漏下血
❸ 热病后期伤阴，内热消渴，阴虚发热
❹ 阴虚肠燥便秘

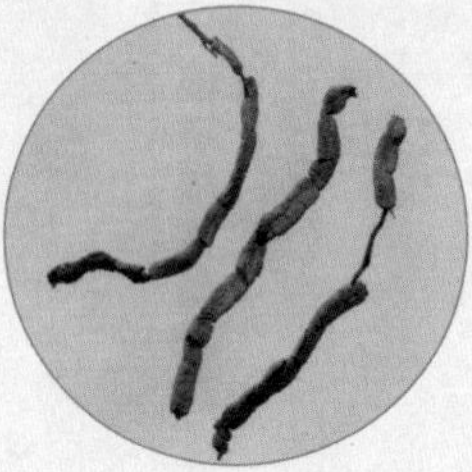

巴戟天

【来　　源】茜草科植物巴戟天的干燥根

【主 产 地】广东、广西、福建

【采收加工】全年均可采挖

【性状要点】表面呈灰黄色或暗灰色，具纵纹及横裂纹，有的皮部横向断离露出木部，形似连珠

【功　　效】补肾阳，强筋骨，祛风湿（同淫羊藿）

【主治病证】❶ 肾虚阳痿、不孕、尿频
❷ 肾虚兼风湿之腰膝疼痛、软弱无力

口诀

拔（巴戟天）羊毛（淫羊藿）去分时（祛风湿）补（补肾阳）墙（强筋骨）

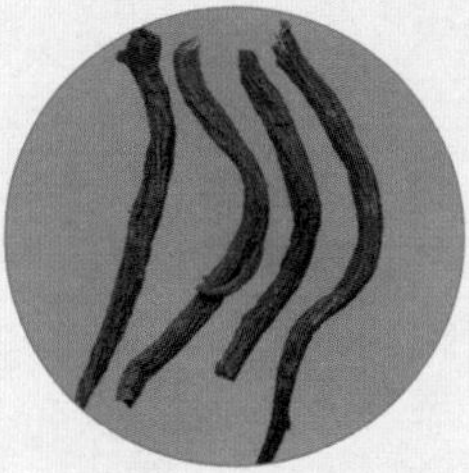

续断

【来　　源】川续断科植物川续断的干燥根。
别名：川续断、川断、接骨草、六汗

【主 产 地】四川、湖北、云南、贵州

【采收加工】秋季采挖，用微火烘至半干，堆置“发汗”至内部变成绿色时，再烘干

【性状要点】药材呈长圆柱状，略扁，有的微弯曲，断面不平坦。饮片切面皮部呈墨绿色或棕褐色，木部呈灰黄色或黄褐色，可见放射状排列的导管束纹，形成层部位多有深色环

【功　　效】补肝肾，行血脉，续筋骨

【主治病证】❶ 肝肾不足之腰痛脚弱、遗精
❷ 肝肾亏虚之崩漏经多，胎漏下血，胎动欲坠
❸ 金疮，跌扑损伤，痈疽肿痛

真题演练

（中药一） 31. 切面皮部呈墨绿色或棕褐色，木部呈灰黄色或黄褐色，可见放射状排列的导管束纹，形成层部位多有深色环的饮片是

A. 莪术
B. 川芎
C. 续断
D. 羌活
E. 生地黄

【答案】C

96. 试卷附图图 11 ~图 15 中，图示药材主产地为广东的是

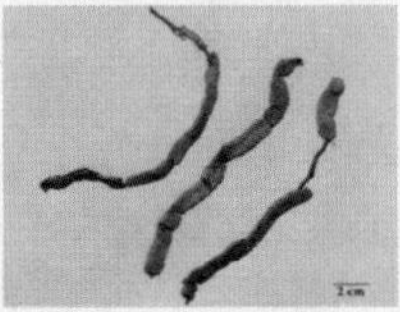

A. 图 11

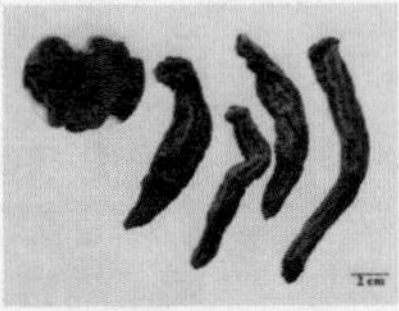

B. 图 12

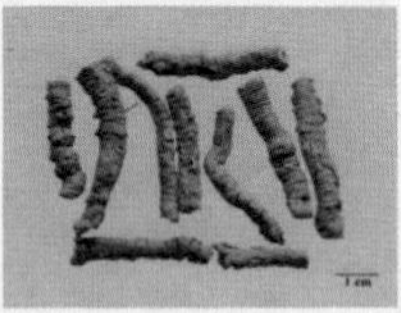

C. 图 13

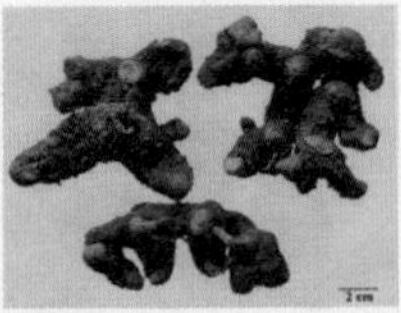

D. 图 14

真题演练

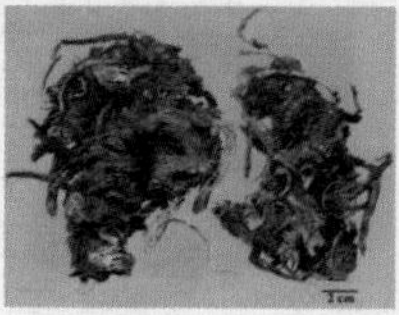

E. 图 15

【答案】A

（中药二） 119. 玄参的功效有

A. 定惊
B. 清热凉血
C. 凉血活血
D. 滋阴降火
E. 解毒散结

【答案】BDE

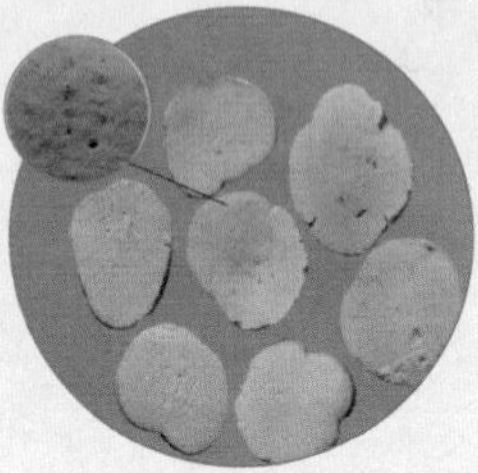

天花粉

【来　　源】葫芦科植物栝楼或双边栝楼的干燥根。
别名：栝楼根、瓜蒌根、花粉

【主 产 地】河南、山东、江苏、安徽、河北（栝楼）；四川（双边栝楼）

【性状要点】断面为白色或淡黄色，富粉性，横切面可见黄色木质部，略呈放射状排列，纵切面可见呈黄色条纹状的木质部

【功　　效】清热生津，清肺润燥，消肿排脓

【主治病证】❶ 热病伤津之口渴，内热消渴
❷ 肺热咳嗽，燥咳痰黏，咳痰带血
❸ 跌打肿痛，痈肿疮疡
❹ 引产（注射液）

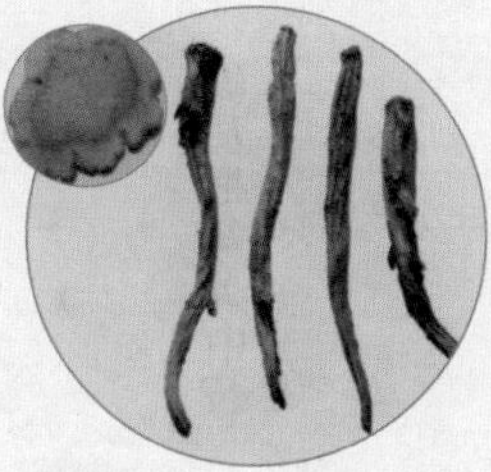

桔梗

【来　　源】桔梗科植物桔梗的干燥根。

别名：苦桔梗、白桔梗、玉桔梗

【主 产 地】以东北、华北产量较大，称“北桔梗”；华东地区质量较好，称“南桔梗”

【性状要点】药材表面呈白色或淡黄白色，有的顶端有较短的根茎，其上有数个半月形茎痕；断面不平坦，横切面可见放射状裂隙，皮部呈黄白色，形成层环呈棕色，木部呈淡黄色，习称“金井玉栏”；气微，味微甜后苦

【功　　效】宣肺，利咽，祛痰，排脓

【主治病证】❶ 咳嗽痰多、咯痰不爽，咽痛音哑

❷ 肺痈胸痛、咳吐脓血、痰黄腥臭

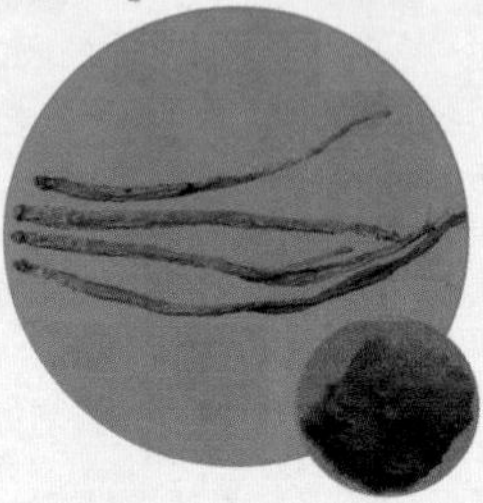

党参

【来　　源】桔梗科植物党参、素花党参或川党参的干燥根。

别名：潞党参、台党参、防参

【主 产 地】山西、陕西、甘肃、四川及东北地区

【采收加工】秋季采挖，反复搓揉3～4次

【性状要点】药材根头下有致密的环状横纹，向下渐稀疏，有的达全长的一半；全体有纵皱纹及散在的横长皮孔样突起，支根断落处常有黑褐色胶状物。饮片根头部有多数疣状突起的茎痕和芽

【功　　效】补中益气，生津养血

【主治病证】❶ 脾气亏虚之食欲不振、呕吐泄泻

❷ 肺气亏虚之气短喘促、脉虚自汗

❸ 气津两伤之气短口渴

❹ 头晕心慌，血虚萎黄

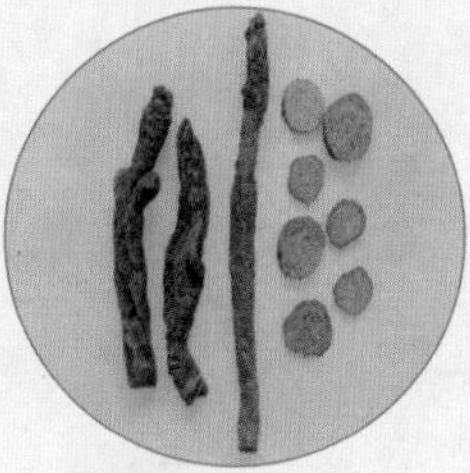

南沙参

【来　　源】桔梗科植物轮叶沙参或沙参的干燥根。
别名：泡沙参、空沙参、白沙参、白参

【主 产 地】安徽、江苏、浙江、贵州

【采收加工】春、秋二季采挖，洗后趁鲜刮去粗皮

【性状要点】表面呈黄白色或淡棕黄色，凹陷处常有残留粗皮，上部多有深陷横纹，呈断续的环纹，下部有纵纹及纵沟，顶端具 1 ~ 2 个根茎；体轻，质松泡，易折断；气微，味微甘

【功　　效】清肺养阴，祛痰益气

【主治病证】❶ 肺热燥咳有痰，阴虚劳嗽咯血
❷ 气阴两伤之舌干口渴

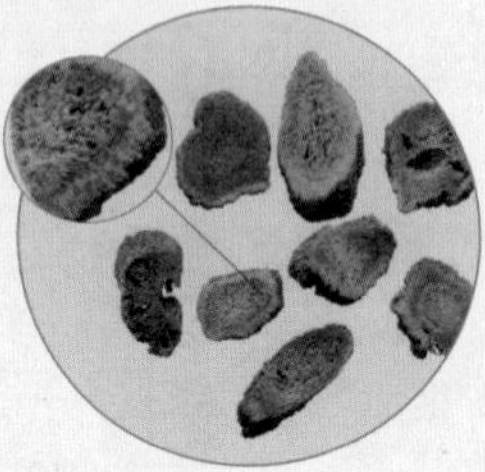

木香

【来　源】菊科植物木香的干燥根

【主产地】云南

【性状要点】饮片呈类圆形或不规则的厚片；外表皮呈黄棕色至灰褐色，有纵皱纹；切面为棕黄色至棕褐色，中部有明显菊花心状的放射纹理，形成层环为棕色，褐色油点（油室）散在

【功　效】行气止痛，健脾消食

【主治病证】❶ 脾胃气滞之脘腹胀痛
❷ 下痢腹部疼痛、里急后重
❸ 脾运失常、肝失疏泄之胁肋胀痛、泄泻
❹ 脾虚气滞之食少吐泻

口诀

木香是个出气筒（行气止痛），皮实（健脾消食）

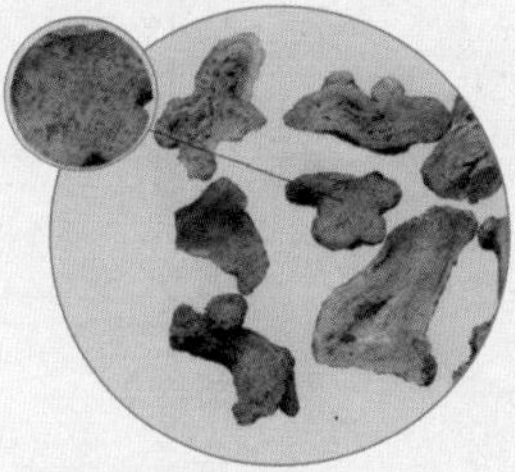

白术

【来　　源】菊科植物白术的干燥根茎

【主 产 地】浙江、安徽、湖南、湖北

【采收加工】冬季下部叶枯黄、上部叶变脆时，挖取2～3年生的根茎，烘干，称“烘术”；或晒干，称“晒术”

【性状要点】饮片切面呈黄白色或淡黄棕色，散生棕黄色的点状油室，木部具放射状纹理，烘干者切面呈角质样，色较深或有裂隙；气清香，味甘、微辛，嚼之略带黏性

【功　　效】补气健脾，燥湿利水，止汗，安胎

【主治病证】❶ 脾胃气虚之食少便溏、乏力倦怠
❷ 脾虚之水肿、痰饮，表虚自汗
❸ 脾虚气弱之胎动不安

口诀

白猪（白术）喊（止汗）一起（补气健脾）抬（安胎）洗澡（燥湿）水（利水）

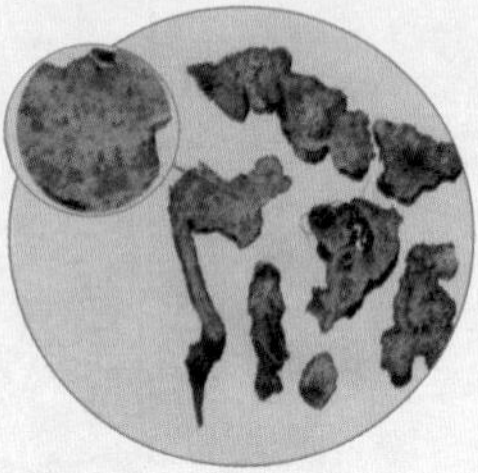

苍术

【来　　源】菊科植物茅苍术或北苍术的干燥根茎

【主 产 地】江苏、湖北、河南（茅苍术）；华北及西北地区（北苍术）

【采收加工】春、秋二季挖取根茎，撞去须根

【性状要点】饮片切面呈黄白色或灰白色，散有多数橙黄色或棕红色的油室，有的可析出白色细针状结晶，习称“起霜”；气香特异，味微甘、辛、苦

【功　　效】燥湿健脾，祛风湿，发汗，明目

【主治病证】❶ 湿阻中焦证，痰饮，水肿
❷ 风寒湿痹，表证夹湿
❸ 湿盛之脚气、痿证
❹ 眼目昏涩，夜盲

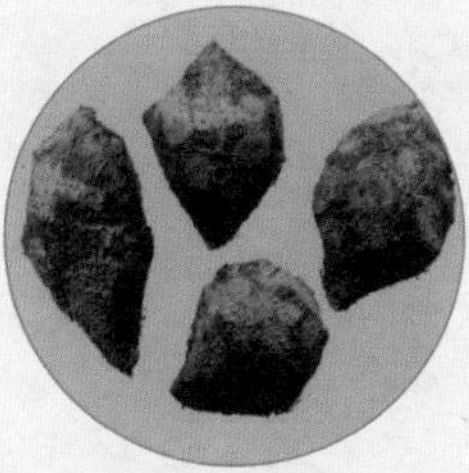

三棱

【来　　源】黑三棱科植物黑三棱削去外皮的干燥块茎。药材商品称“荆三棱”

【主 产 地】江苏、河南、山东、江西

【采收加工】冬季至次年春采挖，削去外皮

【性状要点】表面为黄白色或灰黄色，有刀削痕，须根痕小点状，略呈横向环状排列；气微，味淡，嚼之微有麻辣感

【功　　效】破血行气，消积止痛

【主治病证】❶ 经闭腹痛，癥瘕积聚，胸痹心痛
❷ 积滞不消，脘腹胀痛

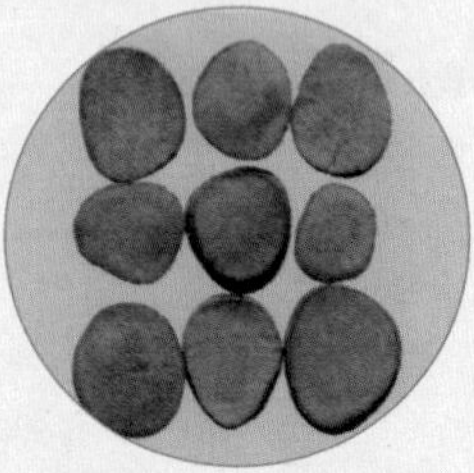

泽泻

【来　　源】泽泻科植物泽泻的干燥块茎。
别名：建泽泻、福泽泻

【主 产 地】福建、四川、江西

【性状要点】药材表面呈淡黄色至淡黄棕色，有不规则的横向环状浅沟纹和多数细小突起的须根痕，底部偶有瘤状芽痕。饮片为圆形或椭圆形厚片，切面呈黄白色至淡黄色，粉性，有多数细孔；气微，味微苦

【功　　效】利水渗湿，泄热

【主治病证】❶ 水肿，小便不利，淋浊，带下
❷ 湿盛泄泻，痰饮

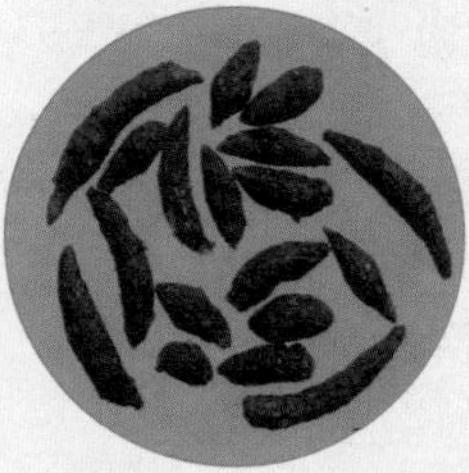

香附

【来　　源】莎草科植物莎草的干燥根茎。

别名：香附子、莎草根

【主 产 地】山东、浙江、湖南

【采收加工】秋季采挖，燎去毛须，置沸水中略煮或蒸透后晒干

【性状要点】表面呈棕褐色或黑褐色，并有 6 ~ 10 个略隆起的环节，节上有未除净的棕色毛须及须根断痕；去净毛须者较光滑，环节不明显

【功　　效】疏肝理气，调经止痛

【主治病证】❶ 肝气郁滞之胸胁、脘腹胀痛，疝气痛

❷ 肝郁之痛经、月经不调、乳房胀痛

❸ 脾胃气滞，脘腹胀痛

真题演练

（中药一） 62. 表面为黄白色或灰黄色，有刀削痕，须根痕小点状，略呈横向环状排列的药材是

A. 白芷　　B. 知母

C. 香附　　D. 天麻

E. 三棱

【答案】E

63. 表面呈棕褐色或黑褐色，有纵皱纹，有 6 ~ 10 个略隆起的环节，节上有未除净的棕色毛须及须根断痕的药材是

A. 白芷　　B. 知母

C. 香附　　D. 天麻

E. 三棱

【答案】C

98. 试卷附图图 16 ~ 图 20 中，图示饮片气清香，味甘、微辛，嚼之略带黏性的是

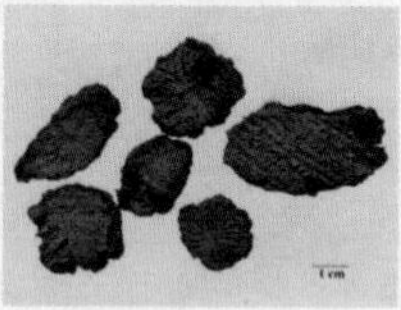

A. 图 16

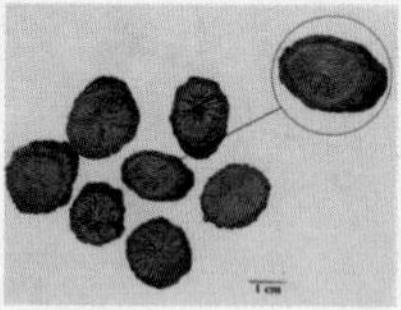

B. 图 17

真题演练

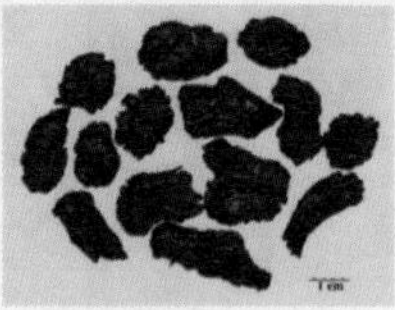

C. 图 18

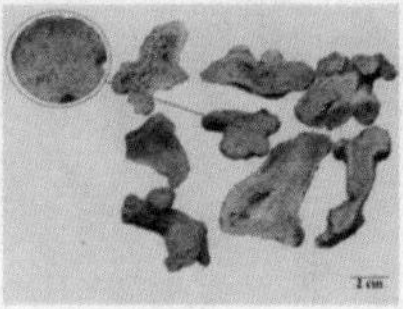

D. 图 19

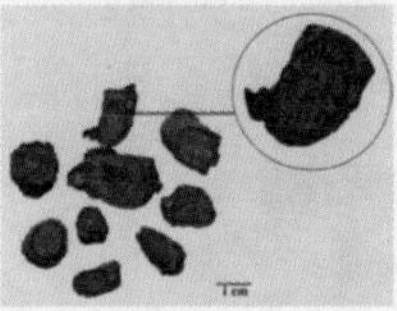

E. 图 20

【答案】D

中药二 45. 既患燥咳痰黏，又患跌打肿痛，宜选用的药是

A. 黄柏　B. 苦参

C. 秦皮　D. 龙胆

E. 天花粉

【答案】E

99. 香附性平，除疏肝理气外，又能

A. 开郁醒脾　B. 健脾消食

C. 通阳散结　D. 活血止痛

E. 调经止痛

【答案】E

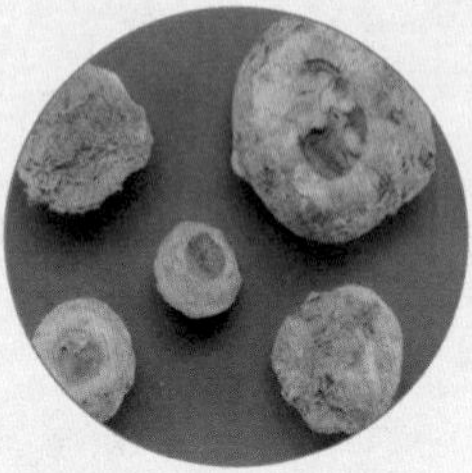

天南星

【来　　源】天南星科植物天南星、异叶天南星或东北天南星的干燥块茎

【主 产 地】全国大部分地区（天南星与异叶天南星）；东北地区及内蒙古、河北（东北天南星）

【性状要点】药材呈扁球形，表面为类白色或淡棕色，较光滑，顶端有凹陷的茎痕，周围有麻点状根痕，有的块茎周边具小扁球状侧芽；饮片断面呈角质状；气微辛，味麻辣。

【功　　效】燥湿化痰，祛风止痉，散结消肿

【主治病证】❶ 顽痰咳嗽，风痰眩晕
❷ 破伤风，中风口眼㖞斜，癫痫
❸ 痈疽肿痛，瘰疬痰核

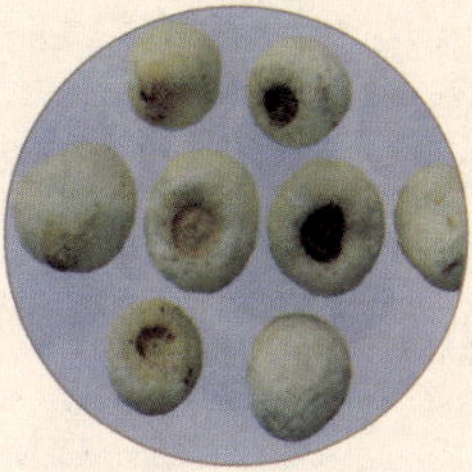

半夏

【来　　源】天南星科植物半夏的干燥块茎

【主 产 地】四川、湖北、河南、江苏、贵州

【采收加工】夏、秋二季均可采挖

【性状要点】呈类球形，有的稍偏斜；表面为白色或浅黄色，顶端有凹陷的茎痕，周围密布麻点状根痕；下面钝圆，较光滑；气微，味辛辣、麻舌而刺喉

【功　　效】燥湿化痰，降逆止呕，消痞散结

【主治病证】❶ 痰多咳喘，痰饮眩悸，风痰眩晕，痰厥头痛

❷ 胃气上逆，恶心呕吐

❸ 胸脘痞闷，瘿瘤痰核，痈疽肿毒，梅核气

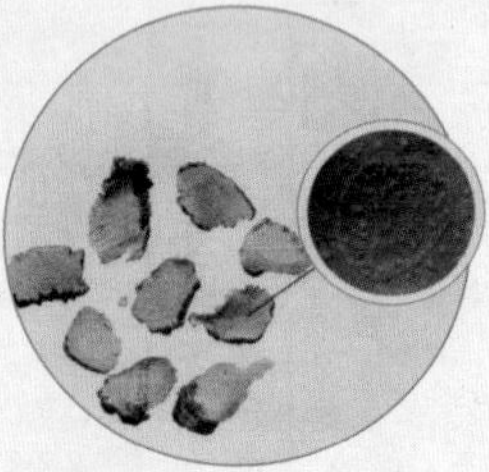

石菖蒲

【来　　源】天南星科植物石菖蒲的干燥根茎

【主 产 地】四川、浙江、江苏

【采收加工】秋、冬二季挖取根茎

【性状要点】药材表面为棕褐色或灰棕色，叶痕呈三角形，左右交互排列；断面纤维性，为类白色或微红色，内皮层环纹明显，可见多数维管束小点及棕色油点

【功　　效】开窍宁神，化湿和胃

【主治病证】❶ 痰湿蒙蔽心窍之神昏，癫痫，耳鸣，耳聋
❷ 心气不足之心悸失眠、健忘恍惚
❸ 湿浊中阻之脘腹痞胀，噤口痢

口诀

神（宁神）话里，石菖蒲开（开窍）荷（和胃）花（化湿）

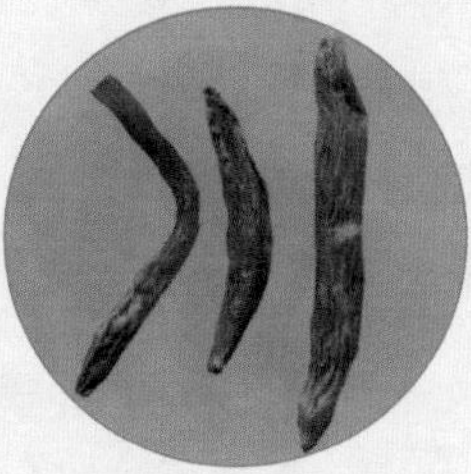

百部

【来　源】百部科植物直立百部、蔓生百部或对叶百部的干燥块根。

别名：百部草、肥百部、野天门冬

【主产地】安徽、江苏、浙江、湖北、山东（直立百部和蔓生百部）；湖南、湖北、广东、福建、四川、贵州（对叶百部）

【采收加工】春、秋二季采挖，置沸水中略烫或蒸至无白心

【性状要点】药材呈纺锤形，上端较细长，皱缩弯曲，表面为黄白色或淡棕黄色；饮片呈不规则厚片或不规则的条形斜片；皮部较厚，中柱扁缩

【功　效】润肺止咳，杀虫灭虱

【主治病证】❶ 新久咳嗽，百日咳，肺痨咳嗽

❷ 头虱，体虱，蛲虫病

口诀

百步（百部）之内可杀虫灭虱

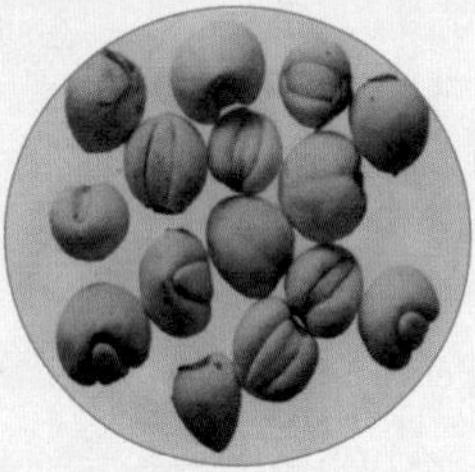

川贝母

【来　　源】百合科植物川贝母、暗紫贝母、甘肃贝母、梭砂贝母、太白贝母或瓦布贝母的干燥鳞茎。按药材性状不同分别习称“松贝”“青贝”“炉贝”和栽培品

【主 产 地】四川、西藏、云南

【性状要点】松贝表面为类白色，外层鳞叶2瓣，大小悬殊，大瓣紧抱小瓣，未抱部分呈新月形，习称“怀中抱月”。青贝外层鳞叶2瓣，大小相近，相对抱合，顶端开裂。炉贝表面为类白色或浅棕黄色，外层鳞叶2瓣，相对抱合，顶端开裂而略尖，基部稍尖或较钝

【功　　效】清热化痰，润肺止咳，散结消痈

【主治病证】❶ 肺热之咳喘

❷ 外感或肺燥之咳嗽，肺虚久咳，阴虚劳嗽

❸ 痰热或火郁之胸闷，疮肿，瘰疬，肺痈，乳痈

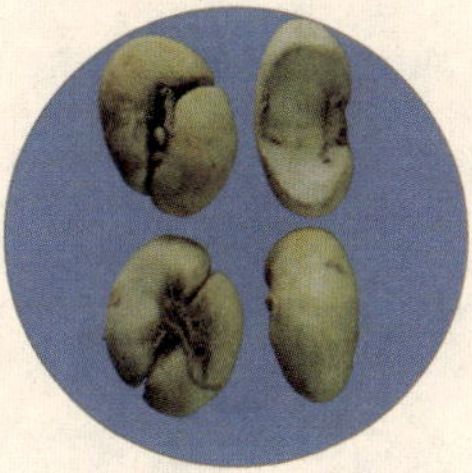

浙贝母

【来　　源】百合科植物浙贝母的干燥鳞茎。

别名：象贝母、大贝母

【主 产 地】浙江宁波地区

【性状要点】大贝：为鳞茎外层单瓣鳞叶，略呈新月形；外表面为类白色至淡黄色，内表面为白色或淡棕色，被有白色粉末；珠贝：表面为类白色，外层鳞叶 2 瓣，肥厚，略呈肾形，互相抱合

【功　　效】清热化痰，散结消肿

【主治病证】❶ 肺热咳喘，风热咳嗽

❷ 疮肿，瘰疬，乳痈，肺痈

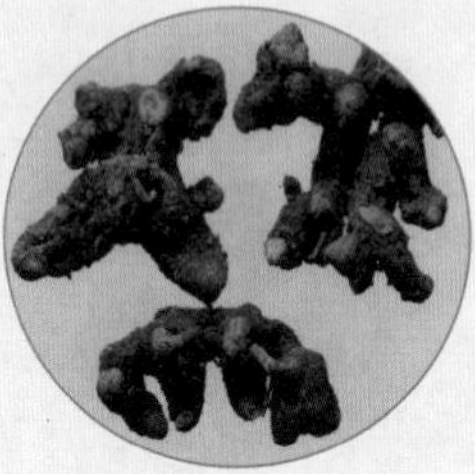

黄精

【来　　源】百合科植物滇黄精、黄精或多花黄精的干燥根茎。按药材形状不同，习称“大黄精”“鸡头黄精”“姜形黄精”

【主 产 地】贵州、广西、云南（滇黄精）；河北、内蒙古、陕西（黄精）；贵州、湖南、云南（多花黄精）

【性状要点】饮片切面略呈角质样，为淡黄色至黄棕色，可见多数淡黄色小筋脉点；气微，味甜，嚼之有黏性

【功　　效】滋阴润肺，补脾益气

【主治病证】
1. 肺虚燥咳，劳嗽久咳
2. 肾虚精亏之腰膝酸软、头晕乏力、须发早白
3. 阴虚口干便燥，气虚乏力倦怠
4. 气阴两虚，内热消渴

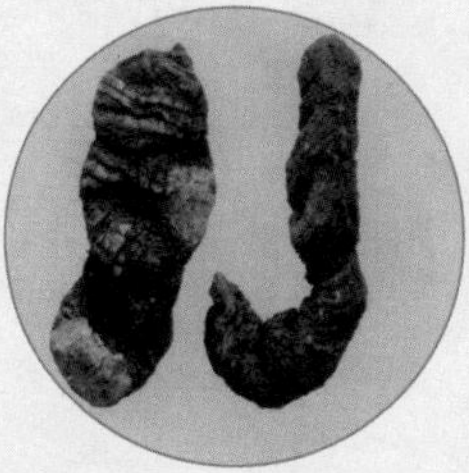

重楼

【来　　源】百合科植物云南重楼或七叶一枝花的干燥根茎。

别名：七叶一枝花、蚤休、草河车

【主 产 地】云南、四川、广西、陕西

【性状要点】呈结节状，扁圆柱形，略弯曲；表面为黄棕色或灰棕色，外皮脱落处呈白色；密布层状突起的粗环纹；顶端具鳞叶和茎的残基

【功　　效】清热解毒，消肿止痛，息风定惊

【主治病证】❶ 痈疮肿毒，毒蛇咬伤

❷ 跌打肿痛，外伤出血

❸ 小儿惊风抽搐

口诀

从楼（重楼）上摔下来，又肿又痛（消肿止痛）又惊（息风定惊）

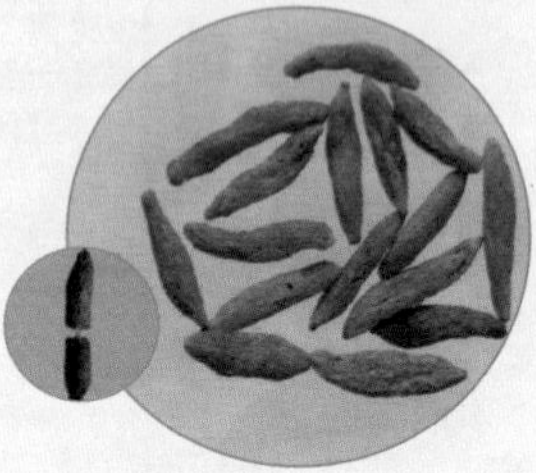

麦冬

【来　　源】百合科植物麦冬的干燥块根。
别名：麦门冬、杭寸冬、杭麦冬、寸冬

【主 产 地】浙江慈溪、余姚、杭州者称“杭麦冬”；四川三台者称“川麦冬”

【性状要点】呈纺锤形，两端略尖，表面为淡黄色或灰黄色，有细纵皱纹；断面为黄白色，半透明，中柱细小

【功　　效】润肺养阴，益胃生津，清心除烦，润肠通便

【主治病证】❶ 肺热燥咳痰黏，阴虚劳嗽咯血
❷ 内热消渴，津伤口渴
❸ 心阴虚、心火旺之心烦失眠，肠燥便秘

口诀

麦冬做饭非（润肺养阴）常（润肠通便）烦（清心除烦），因为没味精（益胃生津）

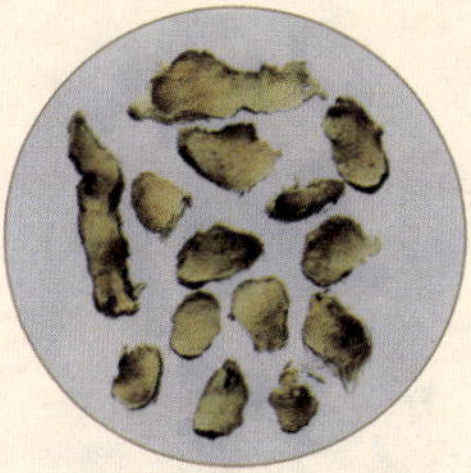

知母

【来　　源】百合科植物知母的干燥根茎

【主 产 地】河北

【性状要点】饮片外表皮为黄棕色或棕色，可见少量残存的黄棕色叶基纤维或凹陷或突起的点状根痕；切面为黄白色至黄色；气微，味微甜、略苦，嚼之带黏性

【功　　效】清热泻火，滋阴润燥

【主治病证】
1. 热病壮热烦渴
2. 肺热或燥热咳嗽
3. 阴虚火旺，阴虚劳嗽
4. 内热消渴，潮热盗汗，阴虚肠燥便秘

真题演练

（中药一） 99. 试卷附图图 21 ~ 图 25 中，图示饮片具有清热泻火、滋阴润燥功效的是

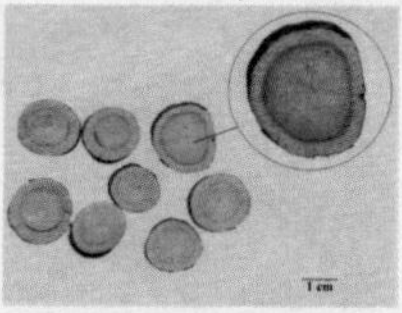

A. 图 21

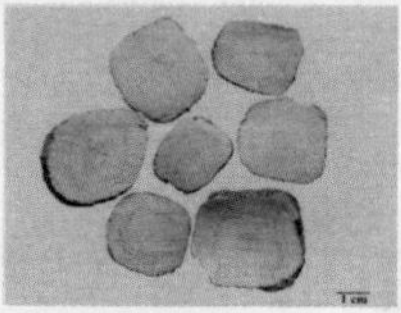

B. 图 22

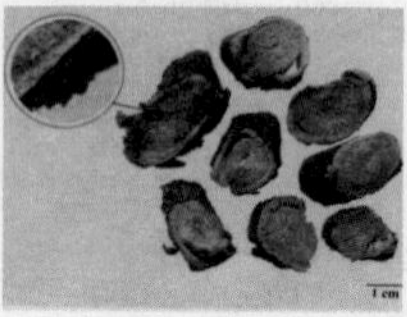

C. 图 23

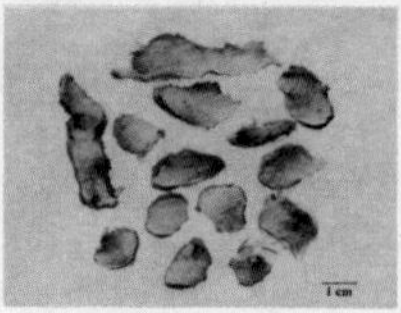

D. 图 24

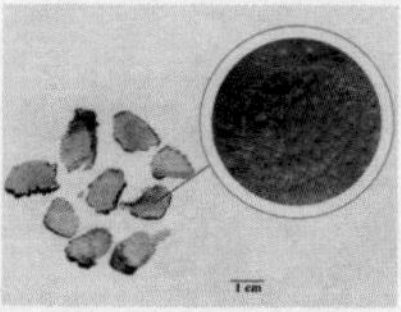

E. 图 25

【答案】D

真题演练

(中药二) 84. 某女，58 岁，既患心烦失眠，又患内热消渴，宜选用的药是

A. 龟甲　　B. 南沙参

C. 天冬　　D. 阿胶

E. 麦冬

【答案】E

(中药综合) 25. 中药七叶一枝花的正名是

A. 蚤休　　B. 紫参

C. 玉果　　D. 重楼

E. 草河车

【答案】D

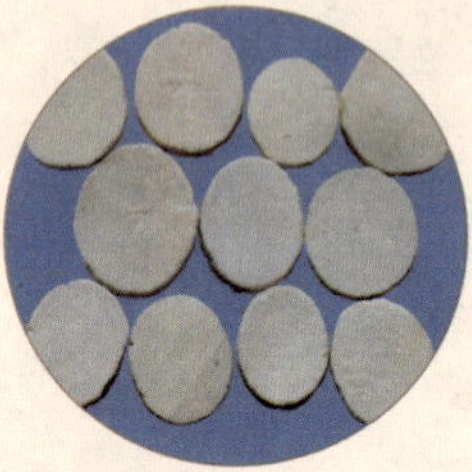

山药

【来　　源】薯蓣科植物薯蓣的干燥根茎。

别名：怀山药、淮山药、淮山

【主 产 地】河南的温县、武陟、博爱、沁阳

【性状要点】饮片为类圆形厚片，表面为类白色或淡黄白色；质脆，易折断；断面为类白色，富粉性

【功　　效】益气养阴，补脾肺肾，固精止带

【主治病证】①脾虚气弱之食少便溏、泄泻

②肺虚或肺肾两虚之咳喘

③肾阴虚证，消渴证

④肾虚之遗精、尿频、带下

口诀

和三藏（补脾肺肾）一起（益气）去山里（山药）养鹰（养阴），养成精（固精止带）了

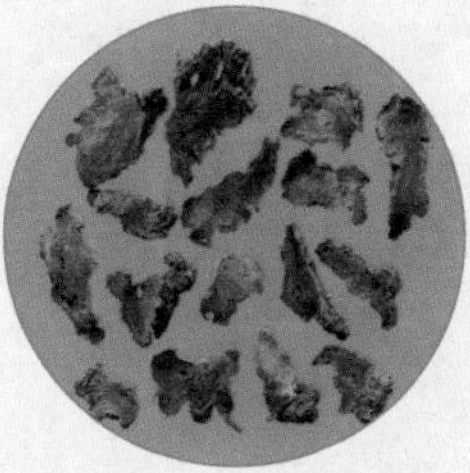

射干

【来　　源】鸢尾科植物射干的干燥根茎

【主 产 地】河北

【性状要点】饮片为不规则形或长条形的薄片，外表皮为黄褐色、棕褐色或黑褐色，皱缩，可见残留的须根和须根痕，有的可见环纹；切面为淡黄色或鲜黄色，散在小筋脉点或筋脉纹，有的可见环纹

【功　　效】清热解毒，祛痰利咽，散结消肿

【主治病证】❶ 咽喉肿痛（证属热结痰盛者尤佳）
❷ 痰多咳喘
❸ 久疟疟母，瘰疬，痈肿，经闭

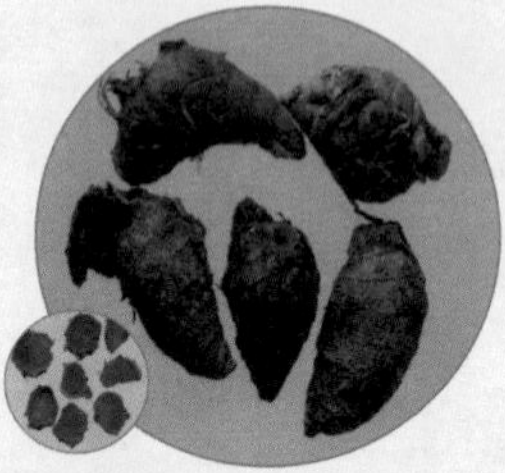

莪术

【来　源】姜科植物蓬莪术、广西莪术或温郁金的干燥根茎。后者习称“温莪术”

【主 产 地】四川、福建、广东（蓬莪术）；浙江、四川、台湾、江西（温莪术）

【性状要点】药材表面为灰黄色至灰棕色，上部环节突起，有圆形微凹的须根痕或残留的须根，有的两侧各有1列下陷的芽痕和类圆形的侧生根茎痕。饮片呈类圆形或椭圆形厚片，外表皮为灰黄色或灰棕色，切面为黄绿色、黄棕色或棕褐色，内皮层环纹明显，散在“筋脉”小点

【功　效】破血行气，消积止痛

【主治病证】❶ 经闭腹痛，癥瘕积聚，胸痹心痛
❷ 积滞不化，脘腹胀痛

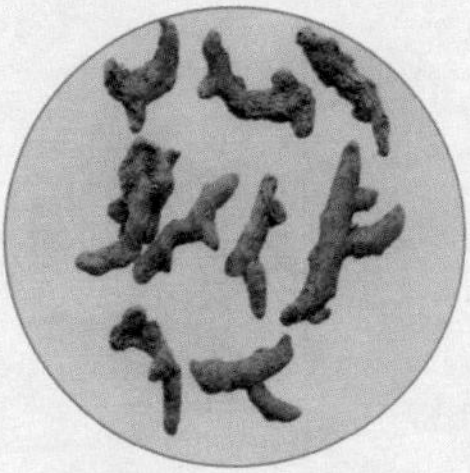

姜黄

【来　　源】姜科植物姜黄的干燥根茎

【主 产 地】四川、福建

【性状要点】呈不规则卵圆形、圆柱形或纺锤形，常弯曲，有的具短叉状分枝；表面深黄色，有皱缩纹理和明显环节；断面为棕黄色至金黄色，呈角质样，有蜡样光泽

【功　　效】破血行气，通经止痛

【主治病证】❶ 气滞血瘀之胸胁刺痛、痛经、闭经
❷ 跌打瘀痛，风湿痹痛，肩臂痛（横走肢臂）
❸ 疮肿

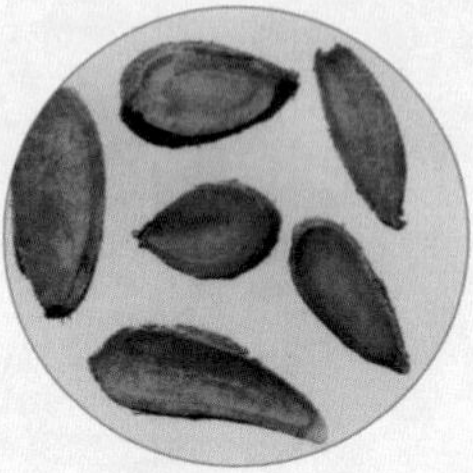

郁金

【来　　源】姜科植物温郁金、姜黄、广西莪术或蓬莪术的干燥块根。前两者分别习称“温郁金”和“黄丝郁金”。其余按性状不同习称“桂郁金”或“绿丝郁金”。别名：黄郁金、黑郁金、玉金

【主 产 地】浙江、福建、四川（温郁金）；四川、福建、广东、江西（黄丝郁金）；广西、云南（桂郁金）；四川、浙江、福建、广西（绿丝郁金）

【性状要点】饮片为椭圆形或长条形的薄片，外表皮呈灰黄色、灰褐色至灰棕色，具不规则的纵皱纹；切面呈灰棕色、橙黄色至灰黑色，角质样，内皮层环明显

【功　　效】活血止痛，行气解郁，凉血清心，利胆退黄

【主治病证】
1. 胸腹、胁肋刺痛或胀痛，痛经，月经不调，癥瘕痞块
2. 血热之吐衄、尿血，妇女倒经
3. 热病神昏，癫痫发狂
4. 湿热黄疸，肝胆系或泌尿系结石症

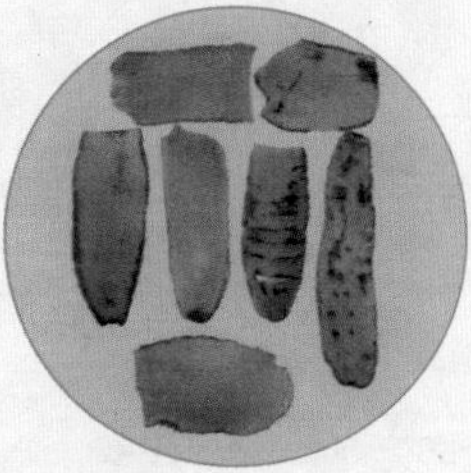

天麻

【来　　源】兰科植物天麻的干燥块茎

【主 产 地】四川、云南、贵州

【性状要点】药材表面呈黄白色至淡黄棕色，有纵皱纹及由点状突起（潜伏芽）排列而成的横环纹多轮，有时可见鳞叶或棕褐色菌索；顶端有红棕色至深棕色鹦嘴状的芽苞或残留茎基；底部有圆脐形疤痕

【功　　效】息风止痉，平抑肝阳，祛风通络

【主治病证】❶ 虚风内动，癫痫抽搐，急惊风，慢惊风，破伤风

❷ 肝阳上亢之头痛眩晕

❸ 风湿痹痛，手足不遂，肢体麻木

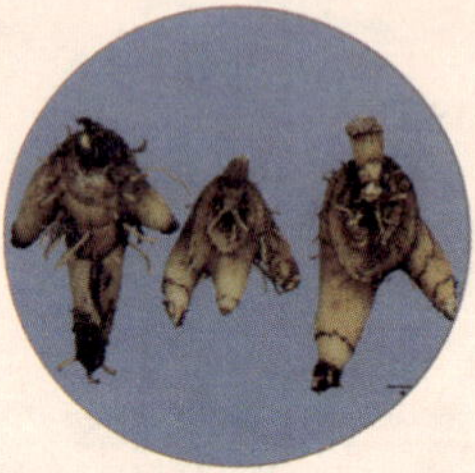

白及

【来　　源】兰科植物白及的干燥块茎

【主 产 地】贵州、四川、云南、湖北

【采收加工】夏、秋二季采挖，置沸水中煮或蒸至无白心

【性状要点】药材呈不规则扁球形，多有2～3个爪状分枝，表面灰白色或黄白色，有数圈同心环节和棕色点状须根痕，上面有突起的茎痕，下面有连接另一块茎的痕迹

【功　　效】收敛止血，消肿生肌

【主治病证】❶ 吐衄，咳血，外伤出血
❷ 痈肿疮毒，手足皲裂，肛裂，烫伤
❸ 肺痈之咳吐腥痰脓血日渐减少者

真题演练

（中药一） 80. 切面为黄绿色、黄棕色或棕褐色，内皮层环纹明显，散在“筋脉”小点的饮片是

A. 莪术
B. 绵马贯众
C. 何首乌
D. 胡黄连
E. 白芍

【答案】A

（中药二） 36. 郁金除能活血止痛、行气解郁外，又能

A. 凉血清心
B. 清热解毒
C. 消积止痛
D. 接骨疗伤
E. 消肿排脓

【答案】A

69. 某男，56 岁，喘咳数年，证属肺肾两虚，宜选用的药是

A. 党参
B. 西洋参
C. 山药
D. 细辛
E. 瓜蒌

【答案】C

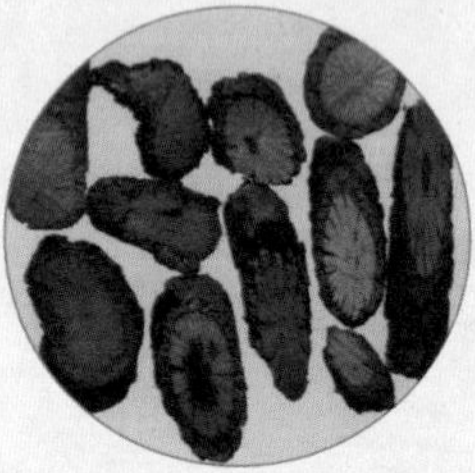

木通

【来　　源】木通科植物木通、三叶木通或白木通的干燥藤茎

【主 产 地】江苏、浙江、安徽、江西（木通）；浙江（三叶木通）；四川（白木通）

【性状要点】断面不整齐，皮部较厚，为黄棕色，可见淡黄色颗粒状小点，木部为黄白色，射线呈放射状排列，髓小或有时中空，为黄白色或黄棕色；气微，味微苦而涩

【功　　效】利水通淋，清心除烦，通经下乳，泄热

【主治病证】❶ 湿热淋痛，水肿尿少
❷ 心火上炎之口舌生疮，心火下移小肠之心烦尿赤
❸ 产后乳少或乳汁不通
❹ 湿热痹痛

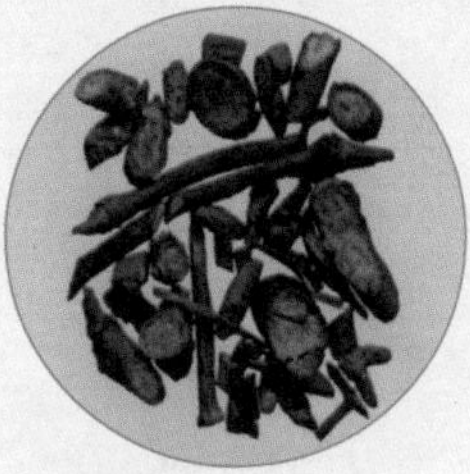

槲寄生

【来　　源】桑寄生科植物槲寄生的干燥带叶茎枝

【主 产 地】河北、辽宁、吉林、内蒙古

【性状要点】茎枝呈圆柱形，表面为黄绿色、金黄色或黄棕色，有纵皱纹；节膨大，节上有分枝或枝痕；断面不平坦，皮部为黄色，木部色较浅，有放射状纹理，髓部常偏向一边。饮片为不规则的厚片；茎外皮为黄绿色、黄棕色或棕褐色；切面皮部为黄色，木部为浅黄色，有放射状纹理，髓部常偏向一边；叶片革质

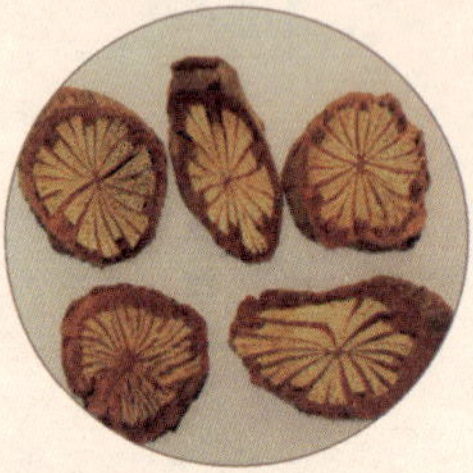

大血藤

【来　　源】木通科植物大血藤的干燥藤茎。
别名：红藤、血藤、活血藤

【主 产 地】湖北、四川、江西、河南、江苏

【性状要点】呈圆柱形，略弯曲，表面为灰棕色，粗糙，外皮常呈鳞片状剥落，剥落处显暗红棕色，有的可见膨大的节及略凹陷的枝痕或叶痕；断面皮部为红棕色，有数处向内嵌入木部，木部为黄白色，有多数细孔状导管，射线呈放射状排列；气微，味微涩

【功　　效】清热解毒，活血止痛，祛风通络

【主治病证】
1. 肠痈腹痛，痈疮肿毒
2. 跌打损伤，痛经，闭经，产后瘀滞
3. 风湿痹痛

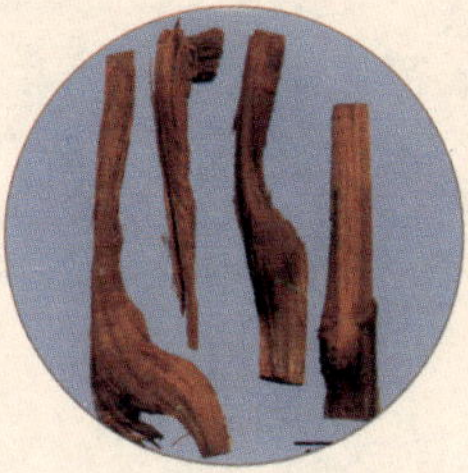

苏木

【来　　源】豆科植物苏木的干燥心材

【主 产 地】广西、云南、台湾、广东

【性状要点】药材表面为黄红色至棕红色，具刀削痕，常见纵向裂缝；断面略具光泽，年轮明显，有的可见暗棕色、质松、带亮星的髓部。饮片粉末呈黄红色。水试时投热水中，水呈鲜艳桃红色

【功　　效】活血祛瘀，消肿止痛

【主治病证】①血滞闭经、痛经，产后瘀滞腹痛，胸腹刺痛

②瘀阻肿痛，跌打损伤

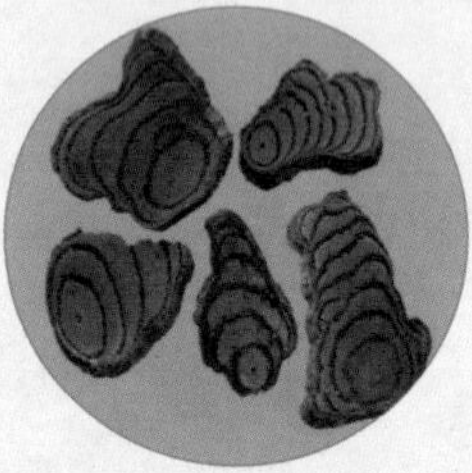

鸡血藤

【来　　源】豆科植物密花豆的干燥藤茎

【主 产 地】广东、广西、云南

【性状要点】为椭圆形、长矩圆形或不规则的斜切片；切面木部呈红棕色或棕色，导管孔多数；韧皮部有树脂状分泌物呈红棕色至黑棕色，与木部相间排列，呈数个同心性椭圆形环或偏心性半圆形环；髓部偏向一侧

【功　　效】活血补血，调经止痛，舒筋活络

【主治病证】❶ 月经不调，痛经，闭经，跌打损伤
❷ 血虚萎黄
❸ 风湿痹痛，肢体瘫痪，手足麻木

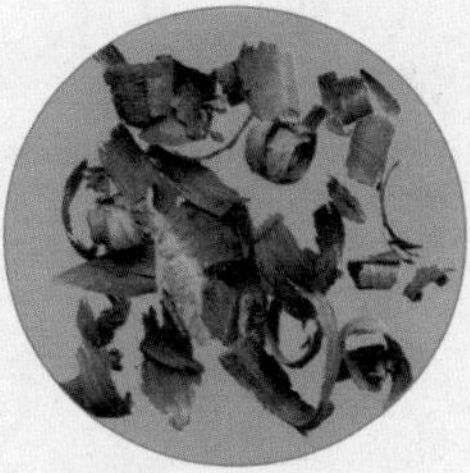

降香

【来　　源】豆科植物降香檀的树干和根的干燥心材

【主 产 地】广东、海南

【性状要点】呈类圆柱形或不规则块状；表面为紫红色或红褐色；质硬，有油性；切面有致密的纹理；气微香，味微苦；火试时香气浓烈，有油状物流出，灰烬白色

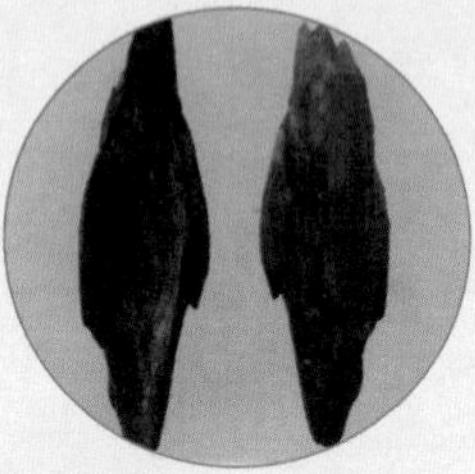

沉香

【来　　源】瑞香科植物白木香含有树脂的木材

【主 产 地】广东、海南、广西、福建

【性状要点】呈不规则块状、片状或盔帽状，有的为小碎块；表面凹凸不平，有刀削痕，偶有孔洞，可见黑褐色树脂与黄白色木部相间的斑纹、孔洞及凹窝；表面多呈朽木状。饮片为不规则的极薄片、小碎块或细粉，表面可见黑色与黄白色交错的纹理。燃烧时有油渗出，并有浓烟

【功　　效】行气止痛，温中止呕，温肾纳气

【主治病证】❶ 寒凝气滞之胸腹胀闷疼痛
❷ 胃寒呕吐
❸ 下元虚冷、肾不纳气之虚喘，痰饮咳喘属上盛下虚者

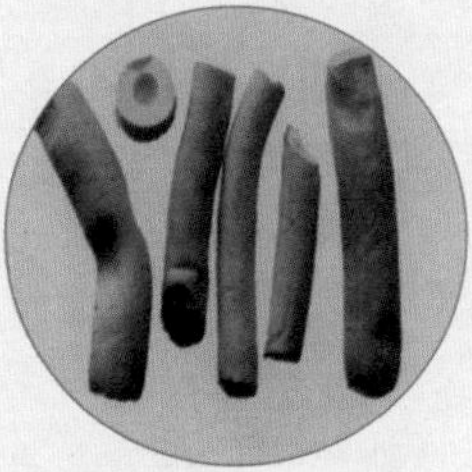

通草

【来　　源】五加科植物通脱木的干燥茎髓。

别名：通脱木

【主 产 地】贵州、云南、四川、湖北

【性状要点】药材断面平坦，显银白色光泽，中部有直径0.3～1.5cm的空心或半透明圆形的薄膜，纵剖面薄膜呈梯状排列，实心者少见。饮片髓部中空或有半透明的薄膜；体轻，质松软，有弹性

【功　　效】利水清热，通气下乳

【主治病证】❶ 湿热淋证，水肿尿少

❷ 湿温证

❸ 产后乳汁不下

口诀

五加通草银白光，中部薄膜纵梯状

钩藤

【来　　源】茜草科植物钩藤、大叶钩藤、毛钩藤、华钩藤或无柄果钩藤的干燥带钩茎枝

【主 产 地】广西、广东、湖北、湖南（钩藤）；广西、广东、云南（大叶钩藤）；福建、广东、广西、台湾（毛钩藤）；广西、贵州、湖南、湖北（华钩藤）；广东、广西、云南（无柄果钩藤）

【性状要点】多数枝节上对生两个向下弯曲的钩（不育花序梗），或仅一侧有钩，另一侧为突起的疤痕；钩略扁或稍圆，先端细尖，基部较阔

【功　　效】息风止痉，清热平肝

【主治病证】❶ 肝风内动，惊痫抽搐
❷ 肝经有热，头胀头痛
❸ 肝阳上亢，头晕目眩

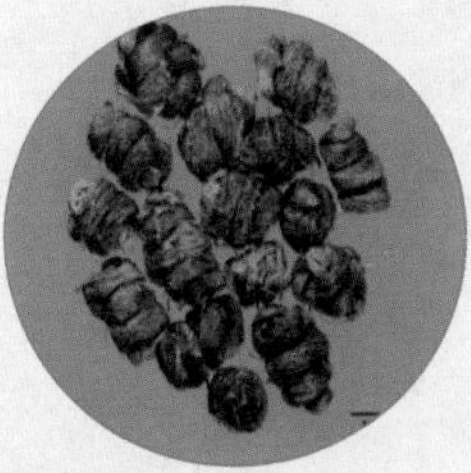

铁皮石斛

【来　　源】兰科植物铁皮石斛的干燥茎

【主 产 地】云南、浙江

【性状要点】铁皮枫斗（铁皮石斛）呈螺旋形或弹簧状；表面呈黄绿色或略带金黄色，有细纵皱纹，节明显，节上有时可见残留的灰白色叶鞘；一端可见茎基部留下的短须根；断面平坦，呈灰白色至灰绿色，略角质状；气微，味淡，嚼之有黏性。铁皮石斛为圆柱形的段，长短不等

真题演练

（中药一） 53. 表面紫红色或红褐色，切面有致密纹理的药材是

A. 降香
B. 大血藤
C. 鸡血藤
D. 苏木
E. 沉香

【答案】A

87. 为不规则厚片，茎外皮黄绿色、黄棕色或棕褐色，切面髓部常偏向一边的饮片是

A. 桑寄生
B. 槲寄生
C. 干石斛
D. 钩藤
E. 海风藤

【答案】B

（中药二） 8. 某男，50 岁。患头晕目眩 1 年，近日又见头胀头痛。证属肝阳上亢、肝经有热，治当息风止痉、清热平肝，宜选用的药是

A. 全蝎
B. 钩藤
C. 蒺藜
D. 天麻
E. 地龙

【答案】B

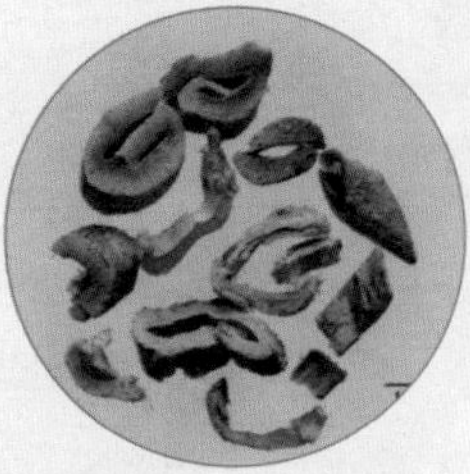

桑白皮

【来　　源】桑科植物桑的干燥根皮。

别名：桑皮、桑根白皮

【主 产 地】安徽、河南、浙江、江苏、湖南

【性状要点】外表面呈白色或淡黄白色，较平坦，有的残留橙黄色或棕黄色鳞片状粗皮；内表面呈黄白色或淡黄色，有细纵纹；体轻，质韧，纤维性强，难折断；易纵向撕裂，撕裂时有粉尘飞扬；气微，味微甘

【功　　效】泻肺平喘，利水消肿

【主治病证】❶ 肺热之咳喘痰多

❷ 小便不利，浮肿尿少

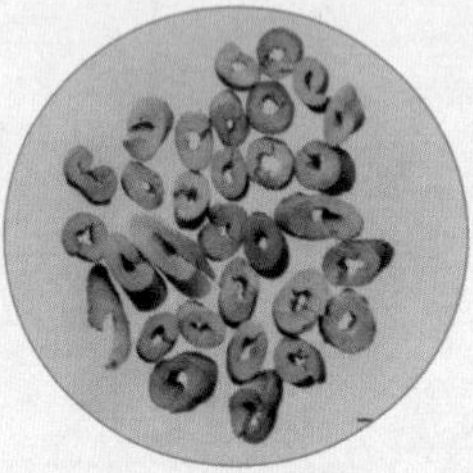

牡丹皮

【来　　源】毛茛科植物牡丹的干燥根皮。

别名：粉丹皮、丹皮、牡丹根皮

【主 产 地】安徽、四川、河南、山东

【性状要点】呈筒状或半筒状；外表面为灰褐色或黄褐色，有多数横长皮孔样突起及细根痕，栓皮脱落处呈粉红色；内表面为淡灰黄色或浅棕色，有明显的细纵纹，常见发亮的结晶；断面较平坦，为淡粉红色，粉性

【功　　效】清热凉血，活血散瘀，退虚热

【主治病证】
1. 温病热入血分之斑疹，血热吐衄
2. 温病后期之阴虚发热，久病伤阴之无汗骨蒸
3. 血滞之闭经、痛经，产后瘀滞，癥瘕，打伤肿
4. 痈疮肿毒，肠痈腹痛

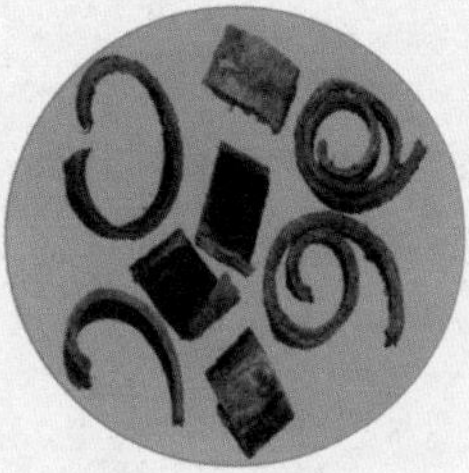

厚朴

【来　　源】木兰科植物厚朴及凹叶厚朴的干燥干皮、皮和枝皮。

别名：川厚朴、紫油厚朴、川朴、赤朴、烈朴

【主 产 地】四川、湖北、浙江、福建

【性状要点】干皮呈卷筒状或双卷筒状，习称“筒朴”；内表面为紫棕色或深紫褐色，较平滑，具细密纵纹，划之显油痕；断面颗粒性，有油性，有的可见多数小亮星；气香，味辛辣、微苦。根皮呈单筒状或不规则块片，有的弯曲似鸡肠，习称“鸡肠朴”

【功　　效】燥湿，行气，消积，平喘

【主治病证】❶ 湿阻中焦、脾胃气滞之脘腹胀满

❷ 食积或便秘之脘腹胀满

❸ 咳喘痰多

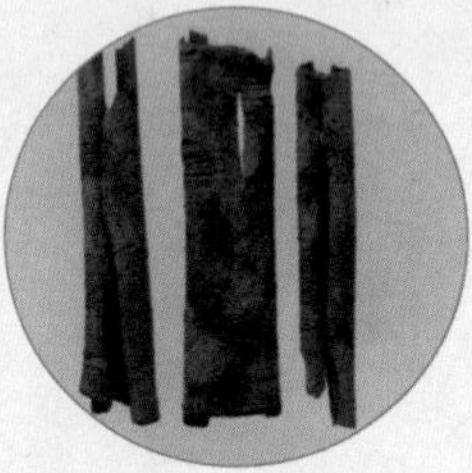

肉桂

【来　　源】樟科植物肉桂的干燥树皮

【主 产 地】广西、广东

【性状要点】外表面呈灰棕色，内表面呈红棕色，较平坦，有细纵纹，划之显油痕；断面不平坦，外层呈棕色而较粗糙，内层呈红棕色而油润，两层中间有 1 条黄棕色的线纹，气香浓烈，味甜、辣

【功　　效】补火助阳，引火归原，散寒止痛，温通经脉

【主治病证】❶ 肾阳不足、命门火衰之畏寒肢冷、阳痿、宫冷

❷ 下元虚冷、虚阳上浮之上热下寒证

❸ 阳虚中寒之脘腹冷痛、食少便溏

❹ 寒疝腹痛，寒湿痹痛，腰痛

❺ 经寒血滞之经闭、痛经

❻ 阴疽，痈肿脓成不溃或溃久不敛

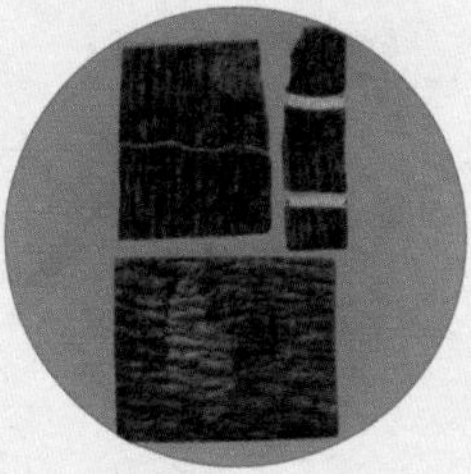

杜仲

【来　　源】杜仲科植物杜仲的干燥树皮。
别名：川杜仲、木棉

【主 产 地】四川、湖北、贵州及河南

【性状要点】药材外表面呈淡灰棕色或灰褐色，有明显的皱纹或纵裂槽纹，有的树皮较薄，未去粗皮，可见明显的斜方形皮孔；内表面呈暗紫色或紫褐色，光滑。饮片为小方块或丝状；断面有细密、银白色、富弹性的橡胶丝相连

【功　　效】补肝肾，强筋骨，安胎

【主治病证】❶ 肝肾不足之腰膝酸痛、筋骨无力
❷ 高血压属肝肾亏虚者
❸ 肝肾亏虚之胎动不安、胎漏下血

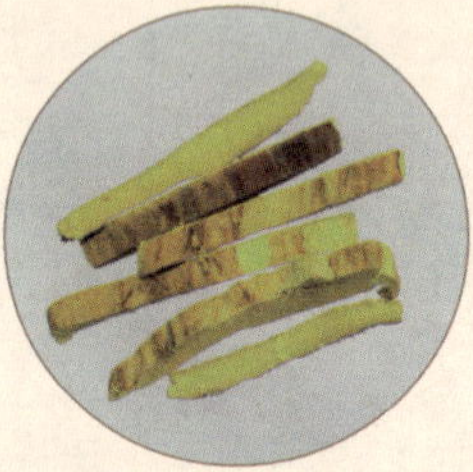

黄柏

【来　　源】芸香科植物黄皮树的干燥树皮。习称“川黄柏”

【主 产 地】四川、贵州

【性状要点】饮片呈丝条状；外表黄褐色或黄棕色；内表面暗黄色或淡棕色，具纵棱纹；切面纤维性，呈裂片状分层，为深黄色；味极苦

【功　　效】清热燥湿，泻火解毒，退虚热

【主治病证】❶ 湿热下注之足膝红肿、脚气、淋浊、带下
❷ 湿热泻痢、黄疸，湿疮，湿疹
❸ 血热出血，热毒疮肿，口舌生疮
❹ 骨蒸潮热，阴虚盗汗遗精

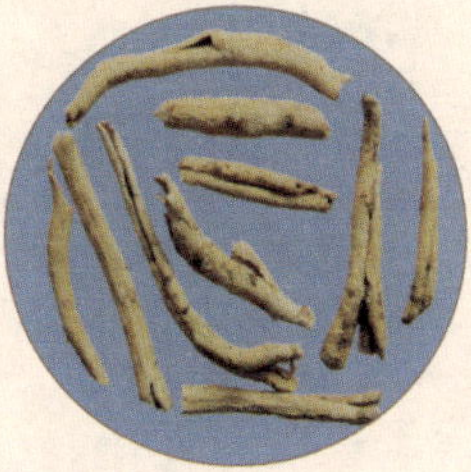

白鲜皮

【来　　源】芸香科植物白鲜的干燥根皮

【主 产 地】辽宁、河北、山东

【性状要点】呈卷筒状，外表面为灰白色或淡灰黄色，具细纵皱纹及细根痕，常有突起的颗粒状小点；内表面为类白色，有细纵纹；质脆，折断时有粉尘飞扬；断面不平坦，略呈层片状，剥去外层，迎光可见有闪烁的小亮点；有羊膻气，味微苦

【功　　效】清热解毒，祛风燥湿，止痒

【主治病证】① 湿热黄疸，疮疹，风湿热痹
② 疥癣瘙痒

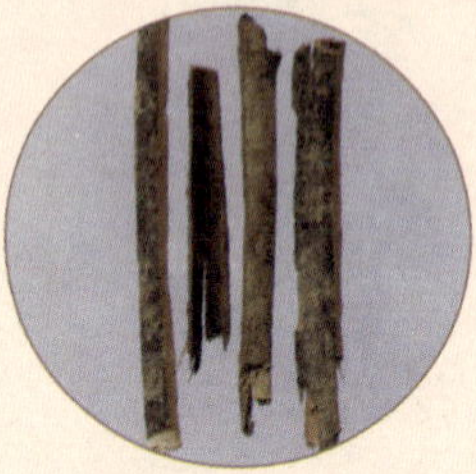

秦皮

【来　　源】木犀科植物苦枥白蜡树、白蜡树、尖叶白蜡树或宿柱白蜡树的干燥枝皮或干皮

【主 产 地】辽宁、吉林、陕西、四川

【性状要点】枝皮呈卷筒状或槽状，外表面为灰白色、灰棕色至黑棕色，或各色相间呈斑状，平坦或稍粗糙，并有灰白色圆点状皮孔及细斜皱纹，有的具分枝痕；内表面为黄白色或棕色，平滑；干皮外表面为灰棕色，具龟裂状沟纹及红棕色圆形或横长的皮孔

【功　　效】清热解毒，燥湿止痢、止带，清肝明目

【主治病证】
1. 湿热泻痢
2. 赤白带下
3. 目赤肿痛，目生翳膜

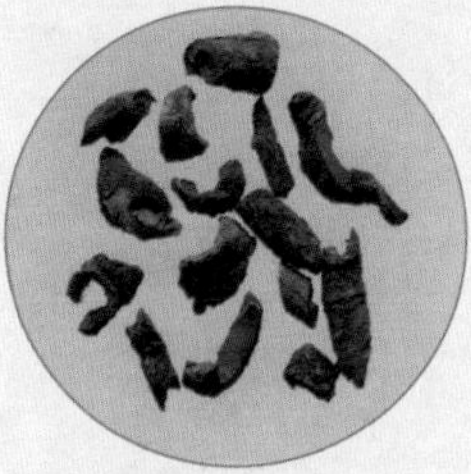

香加皮

【来　　源】萝藦科植物杠柳的干燥根皮。

别名：北五加皮、杠柳皮

【主 产 地】山西、河南、河北、山东

【性状要点】外表面为灰棕色或黄棕色，栓皮松软常呈鳞片状，易剥落；内表面为黄色或淡黄棕色，较平滑，有细纵纹；断面不整齐，为黄白色；有特异的香气，味苦

【功　　效】祛风湿，强筋骨，利水消肿

【主治病证】❶ 风寒湿痹，腰膝酸软

❷ 水肿（尤宜用于心衰性水肿），小便不利

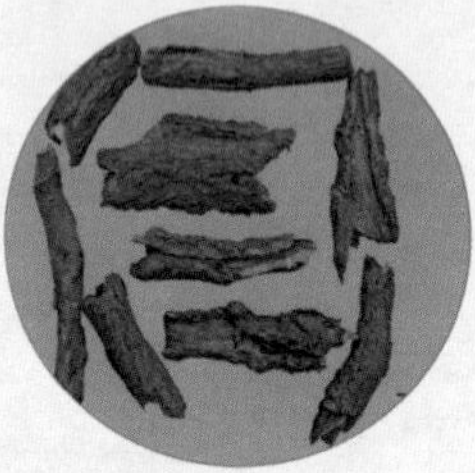

地骨皮

【来　源】茄科植物枸杞或宁夏枸杞的干燥根皮

【主产地】河南、山西、陕西、江苏、浙江、河北，河南、山西产量较大，江苏、浙江产者品质较好（枸杞）；宁夏、甘肃（宁夏枸杞）

【性状要点】呈筒状或槽状，外表面为灰黄色至棕黄色，粗糙，有不规则纵裂纹，易成鳞片状剥落；内表面为黄白色至灰黄色，较平坦，有细纵纹；体轻，质脆，易折断；断面不平坦，外层为黄棕色，内层为灰白色；气微，味微甘而后苦

【功　效】退虚热，凉血，清肺降火，生津

【主治病证】
1. 阴虚发热，小儿疳热，有汗骨蒸
2. 血热吐衄、尿血
3. 肺热咳嗽
4. 内热消渴

真题演练

（中药一）27. 呈筒状或半筒状，内表面为淡灰黄色或浅棕色，常见发亮的结晶，断面较平坦，为淡粉红色，显粉性的药材是

A. 桑白皮

B. 白鲜皮

C. 地骨皮

D. 牡丹皮

E. 香加皮

【答案】D

82. 内表面为红棕色，划之显油痕，断面两层中间有 1 条黄棕色线纹，气香浓烈，味甜、辣的药材是

A. 合欢皮

B. 香加皮

C. 肉桂

D. 厚朴

E. 桑白皮

【答案】C

83. 内表面为紫棕色或深紫褐色，划之有油痕，断面有的可见多数小亮星，气香，味辛辣、微苦的药材是

A. 合欢皮

B. 香加皮

C. 肉桂

D. 厚朴

E. 桑白皮

【答案】D

真题演练

（中药二） 5. 某医师治湿阻中焦证，擅用厚朴，此药味苦、辛，性温，其主要功效是

A. 燥湿，健脾

B. 燥湿，行气

C. 化湿，止呕

D. 化湿，解暑

E. 化湿，发表

【答案】B

46. 既患湿热带下，又患骨蒸潮热，宜选用的药是

A. 黄柏

B. 苦参

C. 秦皮

D. 龙胆

E. 天花粉

【答案】A

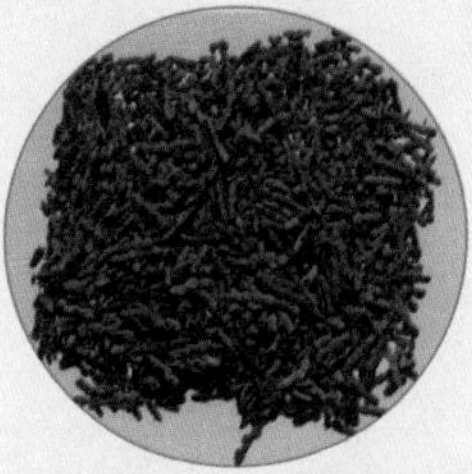

侧柏叶

【来　　源】柏科植物侧柏的干燥枝梢及叶

【主 产 地】江苏、广东、河北、山东

【性状要点】多分枝，小枝扁平；叶细小呈鳞片状，交互对生，贴伏于枝上，为深绿色或黄绿色；质脆，易折断；气清香，味苦涩、微辛

【功　　效】凉血止血，祛痰止咳，生发乌发

【主治病证】❶ 各种出血证
❷ 肺热之痰多咳喘
❸ 血热之脱发，须发早白，烫伤（外用）

口诀

百叶（侧柏叶）娘子（凉血止血）趣谈（祛痰止咳）生乌发（生发乌发）

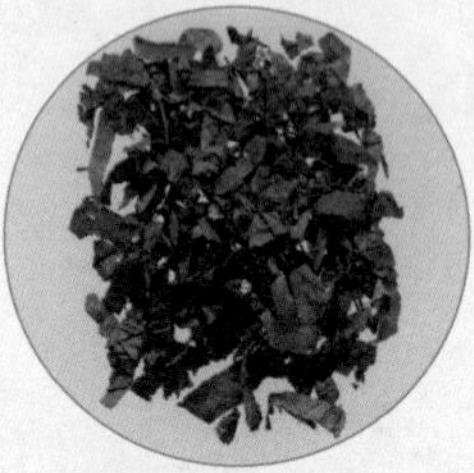

淫羊藿

【来　　源】小檗科植物淫羊藿、箭叶淫羊藿、柔毛淫羊藿或朝鲜淫羊藿的干燥叶。

别名：仙灵脾

【主 产 地】陕西、山西、河南、广西（淫羊藿）；湖北、四川、浙江（箭叶淫羊藿）；四川，湖北、陕西（柔毛淫羊藿）；辽宁、吉林、黑龙江（朝鲜淫羊藿）

【性状要点】饮片呈丝片状；上表面为绿色、黄绿色或为浅黄色；下表面灰绿色，网脉明显，中脉及细脉凸出，边缘具黄色刺毛状细锯齿；近革质；气微，味微苦

【功　　效】补肾阳，强筋骨，祛风湿

【主治病证】❶ 肾虚之阳痿、不孕、尿频、筋骨痿软

❷ 风寒湿痹或肢体麻木

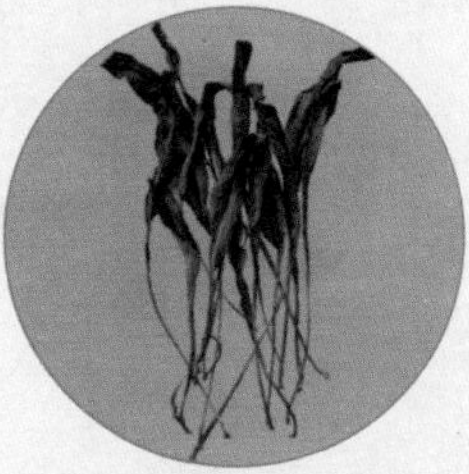

大青叶

【来　　源】十字花科植物菘蓝的干燥叶

【主 产 地】河北、江苏、安徽、河南

【性状要点】叶片多皱缩卷曲，有的破碎，完整的叶片展平后呈长椭圆形至长圆状倒披针形；上表面为暗灰绿色，有的可见色较深稍突起的小点；先端钝，全缘或微波状，基部狭窄下延至叶柄呈翼状。饮片为不规则的碎段；叶片为暗灰绿色，叶上表面有的可见色较深稍突起的小点

【功　　效】清热解毒，凉血消斑，利咽消肿

【主治病证】❶ 温病热入血分之高热、神昏、发斑
❷ 咽喉肿痛，口疮，痄腮，丹毒，痈疮肿毒

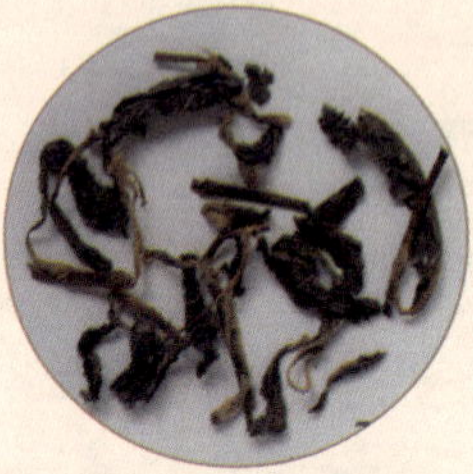

蓼大青叶

【来　　源】蓼科植物蓼蓝的干燥叶

【主 产 地】河北安国、山东、辽宁、山西

【性状要点】叶多皱缩、破碎，完整者展平后呈椭圆形，蓝绿或蓝黑色，先端钝，基部渐狭，全缘；叶脉为浅黄棕色，于下表面略突起；叶柄扁平，偶带膜质托叶鞘

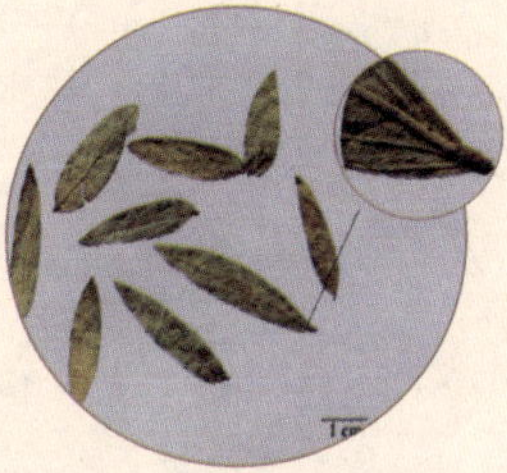

番泻叶

【来　　源】豆科植物狭叶番泻或尖叶番泻的干燥小叶

【主 产 地】红海以东至印度一带，现盛栽于印度南端丁内末利（狭叶番泻）；埃及的尼罗河中上游，由亚历山大港输出（尖叶番泻）

【性状要点】狭叶番泻叶呈长卵形或卵状披针形，叶端急尖，叶基稍不对称，全缘；上表面为黄绿色；下表面为浅黄绿色，无毛或近无毛，叶脉稍隆起。尖叶番泻叶呈披针形或长卵形，略卷曲，叶端短尖或微突，叶基不对称，两面均有细短毛茸

【功　　效】泻热通便，消积健胃

【主治病证】热结便秘，食积胀满，水肿胀满

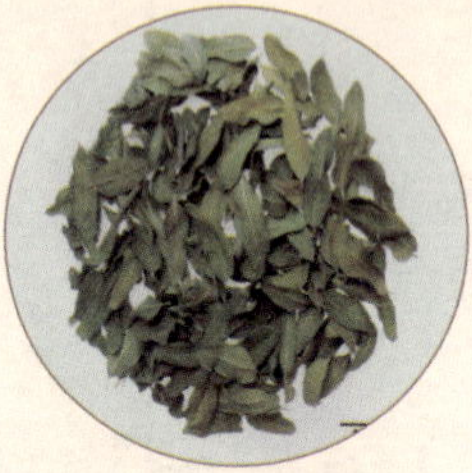

罗布麻叶

【来　　源】夹竹桃科植物罗布麻的干燥叶

【主 产 地】西北、华北和东北等地的河岸、海滨盐碱地区、低湿地区或干旱、沙漠内陆盆地

【性状要点】叶片多皱缩卷曲，有的破碎，完整叶片展平后呈椭圆状披针形或卵圆状披针形，为淡绿色或灰绿色；先端钝，有小芒尖，基部钝圆或楔形，边缘具细齿，常反卷，两面无毛，叶脉于下表面突起；叶柄细，长约4mm

【功　　效】平肝清热，降血压，利水

【主治病证】❶ 肝阳上亢之头晕目眩

❷ 高血压之肝阳上亢者

❸ 小便不利，水肿

口诀

罗布泊（罗布麻叶）又干又热（平肝清热），降（降血压）水（利水）又少

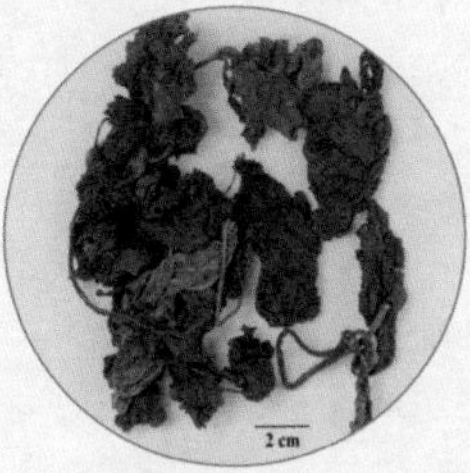

紫苏叶

【来　　源】唇形科植物紫苏的干燥叶（或带嫩枝）

【主 产 地】江苏、浙江、河北

【性状要点】药材叶片多皱缩卷曲、破碎，完整的叶片展平后呈卵圆形，先端长尖或急尖，基部圆形或宽楔形，边缘具圆锯齿。两面呈紫色或上表面呈绿色、下表面呈紫色，疏生灰白色毛，下表面有多数凹点状的腺鳞

【功　　效】发表散寒，行气宽中，安胎，解鱼蟹毒

【主治病证】❶ 风寒之感冒，咳嗽胸闷
❷ 脾胃气滞证
❸ 气滞之胎动不安
❹ 食鱼蟹中毒之腹痛吐泻

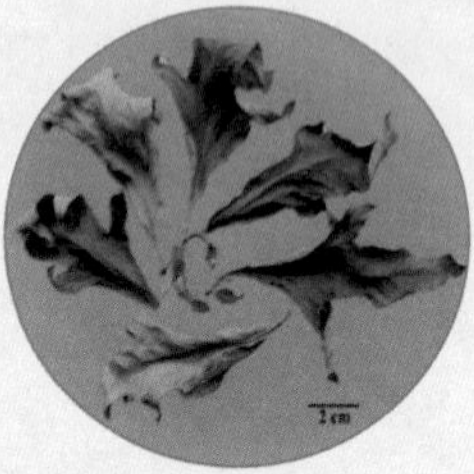

艾叶

【来　　源】菊科植物艾的干燥叶。
别名：祁艾、蕲艾、灸草、冰台

【主 产 地】山东、安徽、湖北、河北

【性状要点】叶片多皱缩、破碎，有短柄；完整叶片展平后呈卵状椭圆形，羽状深裂，裂片呈椭圆状披针形，边缘有不规则的粗锯齿；上表面为灰绿色或深黄绿色，有稀疏的柔毛和腺点；下表面密生灰白色绒毛；质柔软；气清香，味苦

【功　　效】温经止血，散寒止痛，祛湿止痒

【主治病证】❶ 虚寒性崩漏下血、胎漏
❷ 经寒月经不调、痛经，寒湿带下清稀，宫冷不孕，脘腹冷痛
❸ 湿疹瘙痒（外用）

真题演练

(中药一) 11. 呈丝片状，上表面为绿色、黄绿色或浅黄色，下表面为灰绿色，网脉明显，近革质，气微，味微苦的饮片是

A. 淫羊藿

B. 大青叶

C. 紫苏叶

D. 枇杷叶

E. 蓼大青叶

【答案】A

(中药二) 53. 某女，38 岁，患肾虚不孕与风寒湿痹，宜选用的药是

A. 补骨脂

B. 淫羊藿

C. 绞股蓝

D. 肉苁蓉

E. 益智仁

【答案】B

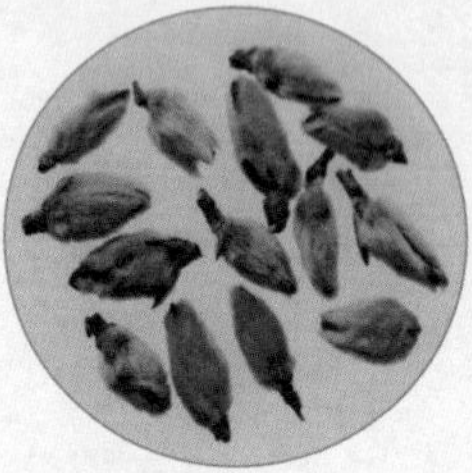

辛夷

【来　　源】木兰科植物望春花、玉兰或武当玉兰的干燥花蕾。
别名：木笔花、辛夷花、毛辛夷

【主 产 地】河南、四川、安徽、湖北、陕西

【性状要点】（望春花）呈长卵形，似毛笔头，基部常具短梗，梗上有类白色点状皮孔；两层苞片之间有小鳞芽，苞片外表面密被灰白色或灰绿色有光泽的长茸毛，内表面呈类棕色，无毛；除去花被，雄蕊和雌蕊多数呈螺旋状排列；体轻，质脆；气芳香，味辛凉而稍苦

【功　　效】散风寒，通鼻窍

【主治病证】鼻渊头痛，风寒头痛、鼻塞

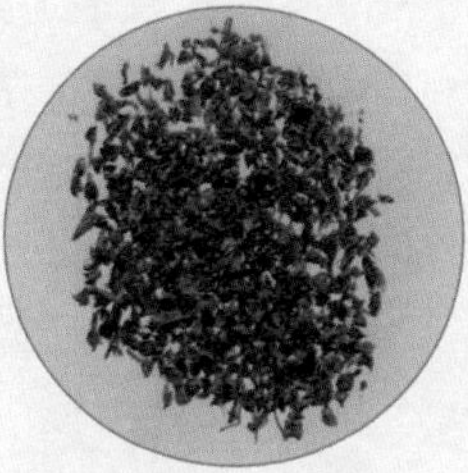

槐花

【来　　源】豆科植物槐的干燥花及花蕾。
前者习称“槐花”，后者习称“槐米”

【主 产 地】辽宁、河北、河南、山东

【性状要点】皱缩而卷曲，花瓣多散落；完整者花萼呈钟状，为黄绿色，先端具5浅裂；花瓣5片，为黄色或黄白色，1片较大，近圆形，先端微凹，其余4片为长圆形；雄蕊有10，其中9个基部连合，花丝细长；雌蕊呈圆柱形，弯曲；体轻；气微，味微苦

【功　　效】凉血止血，清肝泻火

【主治病证】❶ 血热妄行之血证，尤宜用于便血、痔疮出血
❷ 肝火上炎之头痛目赤

口诀

娘子（凉血止血）总被人说坏话（槐花），容易动肝火（清肝泻火）

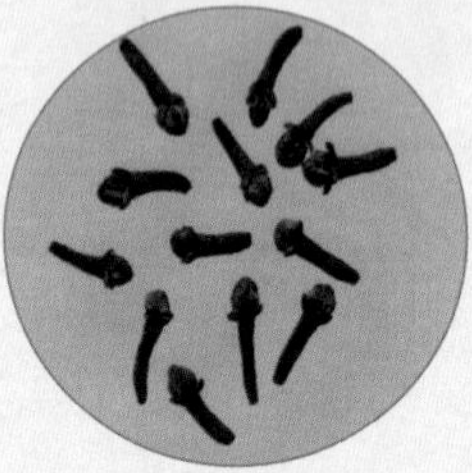

丁香

【来　　源】桃金娘科植物丁香的干燥花蕾。
别名：公丁香

【主 产 地】坦桑尼亚、印度尼西亚、马来西亚及东非沿岸国家。其中，以桑给巴尔岛产量大，质量佳

【性状要点】略呈研棒状，长 1 ~ 2cm；花冠为圆球形，直径 0.3 ~ 0.5cm，花瓣有 4，覆瓦状抱合；萼筒呈圆柱状，略扁，上部有 4 枚三角状的萼片，十字状分开；气芳香浓烈，味辛辣，有麻舌感

【功　　效】温中降逆，温肾助阳

【主治病证】❶ 中寒呕吐、呃逆、泄泻，脘腹冷痛
❷ 肾阳虚所致阳痿、宫冷

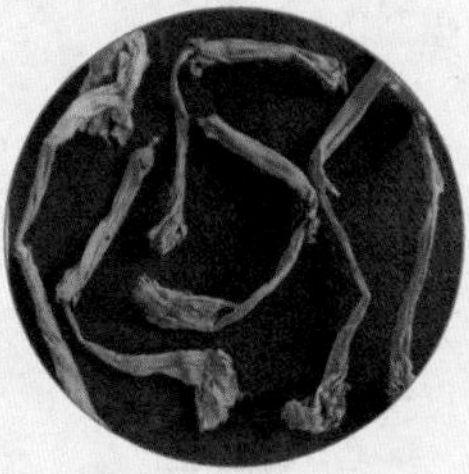

洋金花

【来　　源】茄科植物白花曼陀罗的干燥花

【主 产 地】江苏、浙江、福建、广东

【性状要点】多皱缩成条状，完整者长 9 ~ 15cm；花萼呈筒状，长为花冠的 2/5，呈灰绿色或灰黄色，先端有 5 裂，基部具纵脉纹 5 条，表面微具毛茸；花冠呈喇叭状，为淡黄色或黄棕色，顶端有 5 浅裂，裂片先端有短尖，短尖下有明显的纵脉纹 3 条，两裂片之间微凹；雄蕊有 5，雌蕊有 1；花丝贴生于花冠筒内，长为花冠的 3/4；柱头呈棒状

【功　　效】平喘止咳，解痉，定痛

【主治病证】❶ 咳嗽哮喘，小儿慢惊

❷ 风湿痹痛，脘腹冷痛，外科麻醉

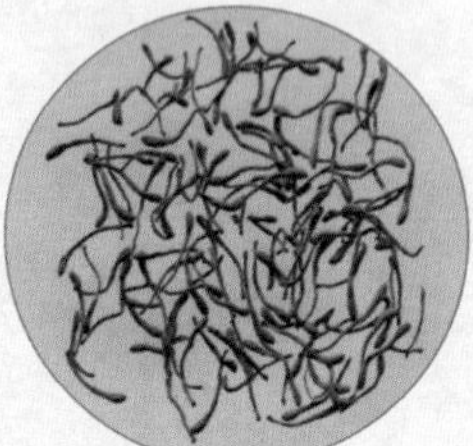

金银花

【来　　源】忍冬科植物忍冬的干燥花蕾或带初开的花。

别名：忍冬花、双花、二花、银花

【主 产 地】山东、河南

【性状要点】呈棒状，上粗下细，略弯曲，长 2 ~ 3cm，上部直径约 0.3cm，下部直径约 0.15cm；表面为黄白色或绿白色（贮久色渐深），密被短柔毛；偶见叶状苞片；花萼绿色，先端 5 裂，裂片有毛，长约 0.2cm；开放者，花冠呈筒状，先端为二唇形；雄蕊有 5，附于筒壁，黄色；雌蕊为 1，子房无毛；气清香，味淡、微苦

【功　　效】清热解毒，疏散风热

【主治病证】❶ 外感热病，风热表证

❷ 痈疮疖肿，肺痈，肠痈，乳痈

❸ 热毒泻痢

口诀

金银花，名双花，解双热（表热、里热）

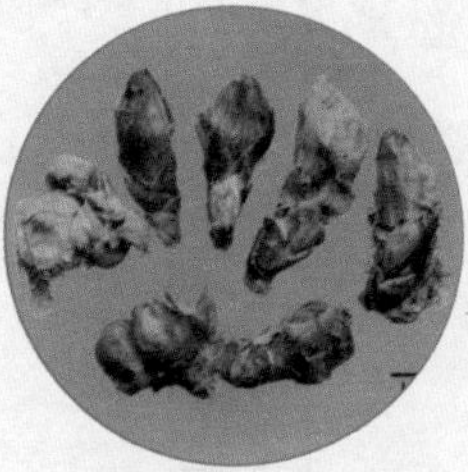

款冬花

【来　　源】菊科植物款冬的干燥花蕾

【主 产 地】河南、甘肃、山西、陕西

【性状要点】呈长圆棒状；常单生或 2 ~ 3 个基部连生，长 1 ~ 2.5cm，直径 0.5 ~ 1cm；上端较粗，下端渐细或带有短梗，外面被有多数鱼鳞状苞片；苞片外表面为紫红色或淡红色，内表面密被白色絮状茸毛；体轻，撕开后可见白色茸毛，气清香，味微苦而辛

【功　　效】润肺下气，止咳化痰

【主治病证】多种咳嗽

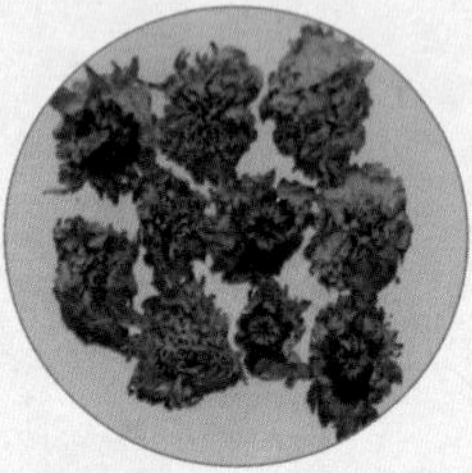

菊花

【来　　源】菊科植物菊的干燥头状花序。药材按产地和加工方法不同，可分为“亳菊”“滁菊”“贡菊”“杭菊”“怀菊”

【主 产 地】安徽、浙江、江苏、河南

【性状要点】呈倒圆锥形或圆筒形，有时稍压扁呈扇状；总苞呈碟状，为黄绿色或褐绿色，外面被柔毛，边缘膜质；花托呈半球形，无托片或托毛；气清香，味甘、微苦

【功　　效】疏散风热，平肝明目，清热解毒

【主治病证】❶ 风热感冒，温病初起
❷ 风热目赤肿痛、头痛
❸ 肝火上攻之目赤肿痛，肝阴虚之眼目昏花，肝阳头痛、眩晕
❹ 热毒疮肿

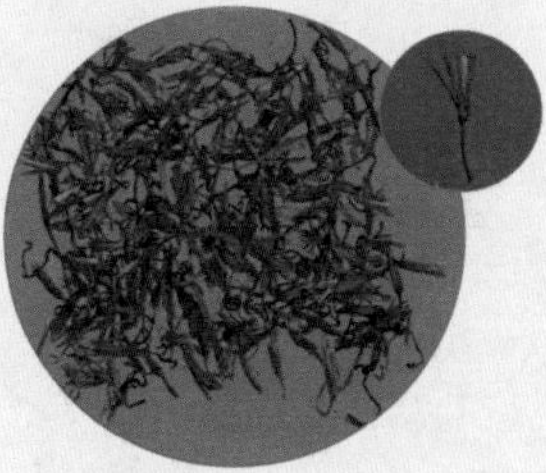

红花

【来　　源】菊科植物红花的干燥花。
别名：草红花、红蓝花

【主 产 地】河南、浙江、四川、云南

【性状要点】不带子房的管状花，长 1 ~ 2cm；表面为黄色或红色；花冠筒细长，先端 5 裂，裂片呈狭条形，长 0.5 ~ 0.8cm；雄蕊有 5，花药聚合呈筒状，黄白色；柱头呈长圆柱形，顶端微分叉；质柔软，气微香，味微苦

【功　　效】活血通经，祛瘀止痛

【主治病证】❶ 血滞闭经、痛经，产后恶露不绝
❷ 胸痹心痛，跌打肿痛，癥瘕积聚
❸ 斑疹色暗

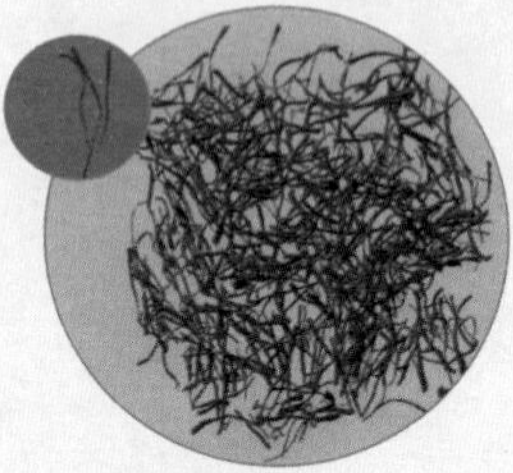

西红花

【来　　源】鸢尾科植物番红花的干燥柱头。
别名：藏红花、番红花

【主 产 地】西班牙

【性状要点】呈线形，三分枝，长约 3cm；上部较宽而略扁平，为暗红色，顶端边缘显不整齐的齿状，内侧有一短裂隙，下端有时残留一小段黄色花柱；取本品浸水中，可见橙黄色呈直线下降，并逐渐扩散，水被染成黄色，无沉淀。柱头呈喇叭状，有短缝；在短时间内，用针拨之不破碎

【功　　效】活血祛瘀，凉血解毒，解郁安神

【主治病证】❶ 血滞闭经、痛经，产后瘀滞腹痛，癥瘕积聚，跌打伤痛
❷ 热入营血，温毒发斑
❸ 忧郁痞闷，惊悸发狂

真题演练

（中药一） 26. 呈棒状，上粗下细，略弯曲，表面为黄白色或绿白色，密被短柔毛，花萼为绿色，先端 5 裂的饮片是

A. 辛夷

B. 金银花

C. 槐花

D. 洋金花

E. 款冬花

【答案】B

118. 药用部位为花的某一部分的中药有

A. 槐花

B. 西红花

C. 蒲黄

D. 旋覆花

E. 莲须

【答案】BCE

（中药二） 42. 菊花除能疏散风热外，还能

A. 平肝明目

B. 息风止痉

C. 凉血止血

D. 祛风止痛

E. 疏肝透疹

【答案】A

真题演练

91. 槐花性微寒，除能凉血止血外，又能

A. 清热安胎

B. 祛瘀，通经

C. 解毒，截疟

D. 祛痰止咳

E. 清肝泻火

【答案】E

(中药综合) 24. 中药番红花的正名是

A. 红花

B. 藏红花

C. 西红花

D. 草红花

E. 红蓝花

【答案】C

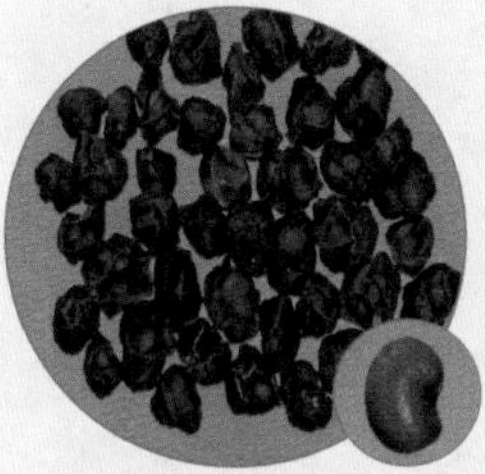

五味子

【来　　源】木兰科植物五味子的干燥成熟果实，习称“北五味子”。

别名：辽五味子、北五味子、五梅子

【主 产 地】吉林、辽宁、黑龙江

【性状要点】表面为红色、紫红色或暗红色，皱缩，显油润；有的表面为黑红色或出现“白霜”；果肉柔软，种子 1 ~ 2 粒，肾形，表面为棕黄色，有光泽，种皮硬而脆

【功　　效】收敛固涩，益气生津，滋肾宁心

【主治病证】❶ 肺虚久咳或肺肾不足之咳喘

❷ 消渴证，津伤口渴，表虚自汗，阴虚盗汗

❸ 肾虚遗精、滑精，脾肾两虚之五更泄泻

❹ 虚烦心悸，失眠多梦

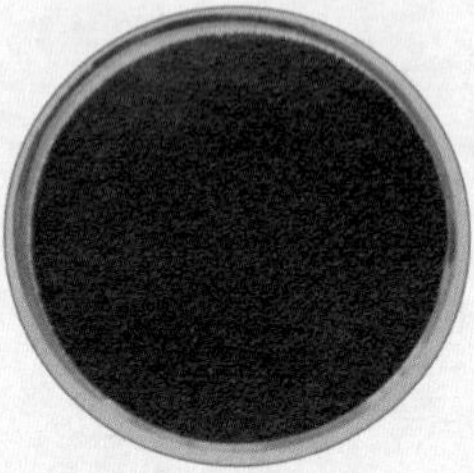

葶苈子

【来　　源】十字花科植物播娘蒿或独行菜的干燥成熟种子。前者习称“南葶苈子”，后者习称“北葶苈子”

【主 产 地】江苏、安徽、山东（南葶苈子）；河北、辽宁、内蒙古（北葶苈子）

【性状要点】南葶苈子表面为棕色或红棕色，微有光泽；一端钝圆，另一端微凹或较平截；种脐为类白色，位于凹入端或平截处。北葶苈子一端钝圆，另一端渐尖而微凹，种脐位于凹入端，味微辛辣，黏性较强

【功　　效】泻肺平喘，利水消肿（同桑白皮）

【主治病证】❶ 痰壅肺实之咳喘

❷ 小便不利，浮肿尿少

口诀

白（桑白皮）亭子（葶苈子）被围得水（利水消肿）泄（泻肺平喘）不通

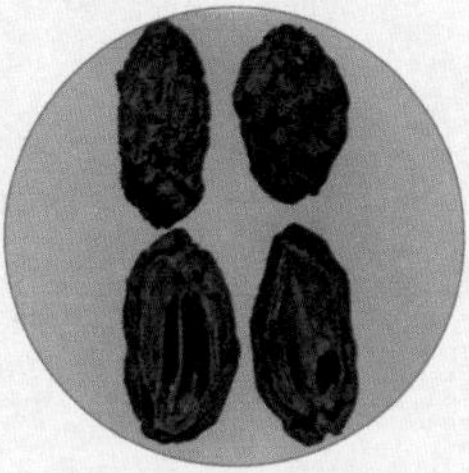

木瓜

【来　　源】蔷薇科植物贴梗海棠的干燥近成熟的果实，习称“皱皮木瓜”。

别名：宣木瓜

【主 产 地】安徽、湖北、四川、浙江。以安徽宣城的宣木瓜质量最好

【性状要点】外表面为紫红色或红棕色，有不规则的深皱纹；剖面边缘向内卷曲；果肉为红棕色，中心部分凹陷，呈棕黄色；种子扁长呈三角形，多脱落；气微清香，味酸

【功　　效】舒筋活络，化湿和中，生津开胃

【主治病证】❶ 筋脉拘挛，风湿痹痛，脚气肿痛

❷ 湿浊中阻之吐泻转筋

❸ 消化不良

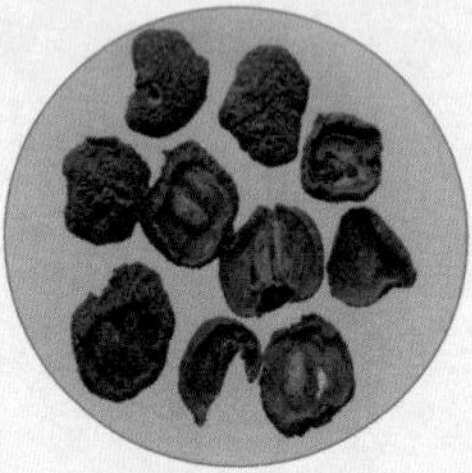

山楂

【来　　源】蔷薇科植物山里红或山楂的干燥成熟果实

【主 产 地】山东、河北、河南、辽宁

【性状要点】为圆形片，皱缩不平；果肉呈深黄色至浅棕色；中部横切片具 5 粒浅黄色果核，但核多脱落而中空；有的片上可见短而细的果梗或花萼残迹；气微清香，味酸、微甜

【功　　效】消食化积，活血散瘀

【主治病证】❶ 食积不化，肉积不消，泻痢腹痛
❷ 瘀血经闭、痛经，产后瘀滞腹痛，胸痹心痛
❸ 疝气偏坠胀痛

口诀

山里（山楂）的活鱼（活血散瘀）油炸后肉鲜不腻（治油腻肉积）

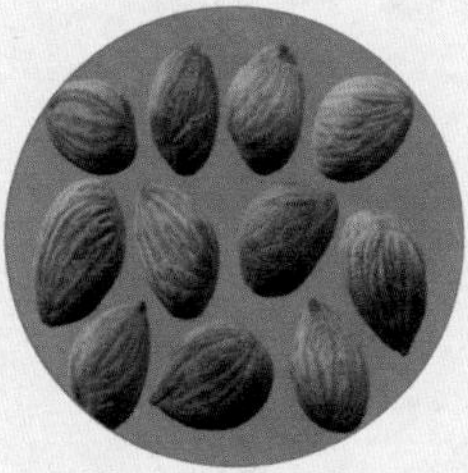

苦杏仁

【来　源】蔷薇科植物山杏、西伯利亚杏、东北杏或杏的干燥成熟种子

【主产地】辽宁、河北、内蒙古、山东、江苏（山杏）；东北、华北地区（西伯利亚杏）；东北地区（东北杏）；东北、华北及西北地区（杏）

【性状要点】表面为黄棕色至深棕色，一端尖，另一端钝圆，肥厚，左右不对称；尖端一侧有短线形种脐，圆端合点处向上具多数深棕色的脉纹

【功　效】降气，止咳平喘，润肠通便

【主治病证】咳嗽气喘，肠燥便秘

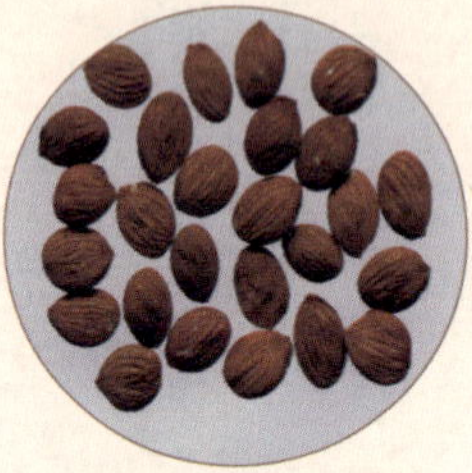

桃仁

【来　　源】蔷薇科植物桃或山桃的干燥成熟种子

【主 产 地】四川、陕西、河北、山东

【性状要点】桃仁呈扁长卵形，表面为黄棕色至红棕色，中部膨大，另端钝圆稍扁斜，边缘较薄；尖端一侧有短线形种脐，圆端有颜色略深且不甚明显的合点，自合点处散出多数纵向维管束。山桃仁呈类卵圆形，较小而肥厚

【功　　效】活血祛瘀，润肠通便，止咳平喘

【主治病证】① 血滞闭经、痛经，产后腹部疼痛，癥瘕，跌打肿痛

② 肠痈，肺痈，肠燥便秘，咳喘

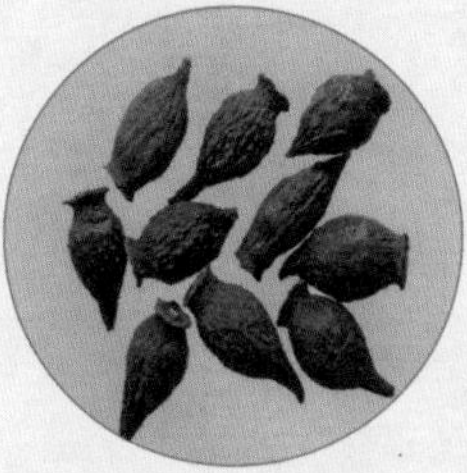

金樱子

【来　　源】蔷薇科植物金樱子的干燥成熟果实

【主 产 地】广东、江西、浙江、广西、江苏

【采收加工】10—11 月果实成熟变红时采收

【性状要点】药材表面为红黄色或红棕色，有突起的棕色小点，系毛刺脱落后的残基；内有多数坚硬的小瘦果。饮片花托壁厚 1 ~ 2mm，内面为淡黄色，残存淡黄色绒毛

【功　　效】固精缩尿，涩肠止泻，固崩止带

【主治病证】❶ 遗精滑精，遗尿尿频
❷ 久泻久痢
❸ 崩漏带下

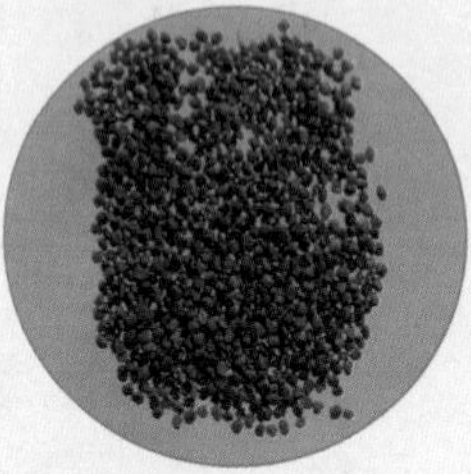

沙苑子

【来　　源】豆科植物扁茎黄芪的干燥成熟种子。
别名：沙苑蒺藜、潼蒺藜

【主 产 地】陕西、山西

【性状要点】药材略呈圆肾形而稍扁，表面为绿褐色至灰褐色，光滑，边缘一侧微凹处具圆形种脐。除去种皮，有淡黄色子叶 2 片，胚根弯曲，长约 1mm。盐沙苑子表面鼓起，为深褐绿色或深灰褐色；气微，味微咸，嚼之有豆腥味

【功　　效】补肾固精，养肝明目

【主治病证】❶ 肾虚腰痛、阳痿遗精、尿频遗尿、白带过多
❷ 肝肾亏虚之头昏眼花、目暗不明

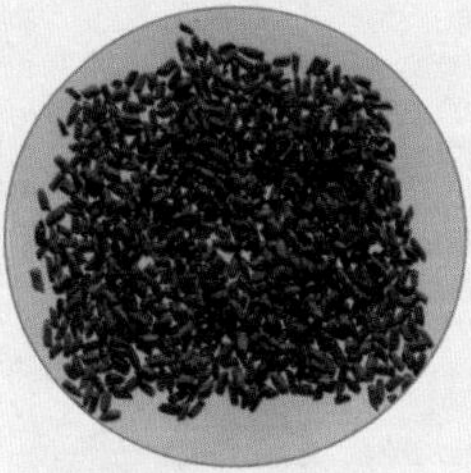

决明子

【来　　源】豆科植物决明或小决明的干燥成熟种子。别名：草决明、马蹄决明

【主 产 地】安徽、江苏、四川

【性状要点】决明略呈菱状方形或短圆柱形，两端平行倾斜；种皮薄，有子叶 2 片，为黄色，呈“S”形折曲并重叠。小决明呈矩圆柱形，表面棱线两侧各有 1 条宽广的浅黄色带

【功　　效】清肝明目，润肠通便

【主治病证】❶ 肝热或肝经风热之目赤肿痛、目暗不明、羞明多泪

❷ 热结肠燥便秘

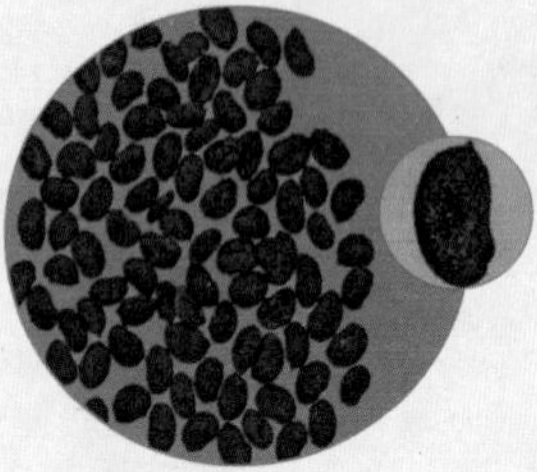

补骨脂

【来　　源】豆科植物补骨脂的干燥成熟果实。
别名：破故纸

【主 产 地】四川、河南、安徽、陕西

【性状要点】呈肾形，略扁，表面为黑色、黑褐色或灰褐色具细微网状皱纹；顶端圆钝，有一小突起，凹侧有果梗痕。果皮薄，与种子不易分离；种子 1 枚，子叶 2 片，为黄白色，有油性

【功　　效】补肾壮阳，固精缩尿，温脾止泻，纳气平喘

【主治病证】❶ 肾阳不足之腰膝冷痛、阳痿
❷ 肾虚不固之滑精、尿频、遗尿
❸ 脾肾阳虚之泄泻
❹ 肾虚作喘

真题演练

（中药一）94. 药用部位为种子的是

A. 牛蒡子

B. 决明子

C. 肉豆蔻

D. 山茱萸

E. 龙眼肉

【答案】B

（中药二）52. 某女，53 岁，患肾虚作喘与尿频泄泻，宜选用的药是

A. 补骨脂

B. 淫羊藿

C. 绞股蓝

D. 肉苁蓉

E. 益智仁

【答案】A

76. 某女，35 岁，患风湿痹痛，筋脉拘挛，近日又见消化不良，宜选用的药是

A. 木瓜

B. 独活

C. 穿山龙

D. 蕲蛇

E. 豨莶草

【答案】A

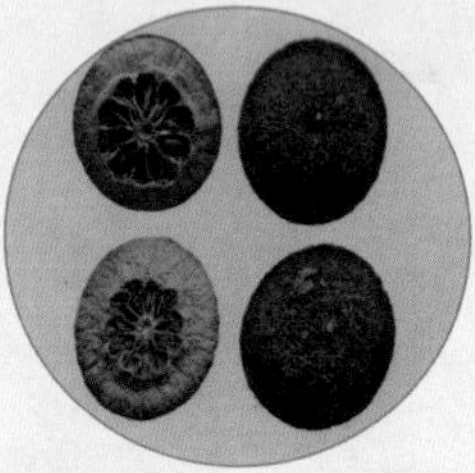

枳壳

【来　　源】芸香科植物酸橙及其栽培变种的干燥未成熟果实

【主 产 地】江西、四川、湖北、贵州，其中以江西清江、新干所产最为闻名，量大质优，习称“江枳壳”

【性状要点】药材呈半球形，外果皮为棕褐色至褐色，有颗粒状突起，突起的顶端有凹点状油室；有明显的花柱残迹或果梗痕。饮片切面外果皮为棕褐色至褐色，中果皮为黄白色至黄棕色，近外缘有 1 ～ 2 列点状油室，内侧有的有少量紫褐色瓤囊

【功　　效】理气宽中，行滞消胀

【主治病证】脾胃气滞，脘腹胀满，气滞胸闷

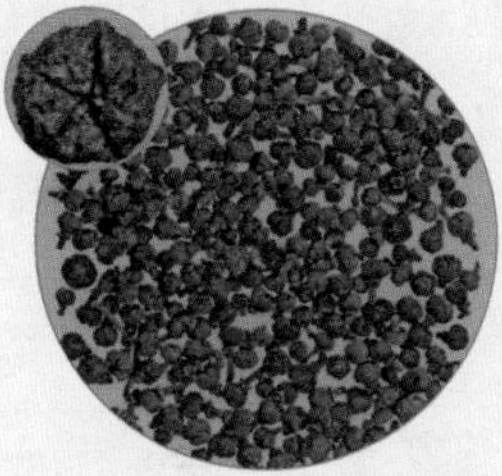

吴茱萸

【来　　源】芸香科植物吴茱萸、石虎或疏毛吴茱萸的干燥将近成熟果实

【主 产 地】贵州、广西

【性状要点】呈球形或略呈五角状扁球形；表面为暗黄绿色至褐色，粗糙，有多数点状突起或凹下的油点；顶端有五角星状的裂隙，基部残留被有黄色茸毛的果梗。横切面可见子房 5 室，每室有淡黄色种子 1 粒

【功　　效】散寒止痛，疏肝下气，燥湿止泻

【主治病证】❶ 寒湿脚气肿痛，或寒气上冲入腹之腹胀
❷ 寒疝腹痛，经寒痛经
❸ 中寒肝逆之头痛、吐涎沫，呕吐吞酸
❹ 虚寒腹痛泄泻

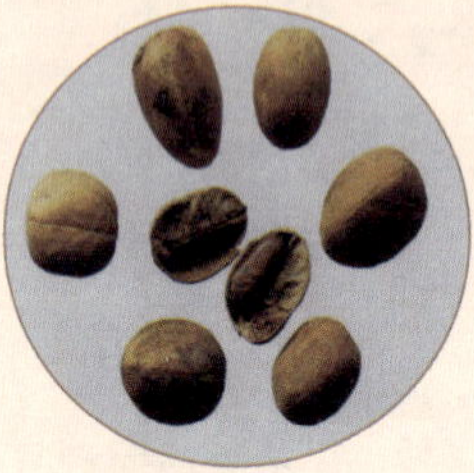

巴豆

【来　　源】大戟科植物巴豆的干燥成熟果实

【主 产 地】四川、云南、广西、贵州等地，以四川产量最大

【性状要点】卵圆形，一般具三棱，表面为灰黄色或稍深，粗糙，有纵线 6 条；种子表面为棕色或灰棕色，一端有小点状的种脐及种阜的疤痕，另一端有微凹的合点，其间有隆起的种脊；种仁为黄白色，油质

【功　　效】峻下冷积，逐水退肿，祛痰利咽，蚀疮去腐

【主治病证】❶ 寒积便秘，腹部胀满作痛，小儿痰食积滞
❷ 大腹水肿
❸ 喉痹痰阻，寒实结胸
❹ 痈肿脓成但未溃，恶疮烂肉，疥癣

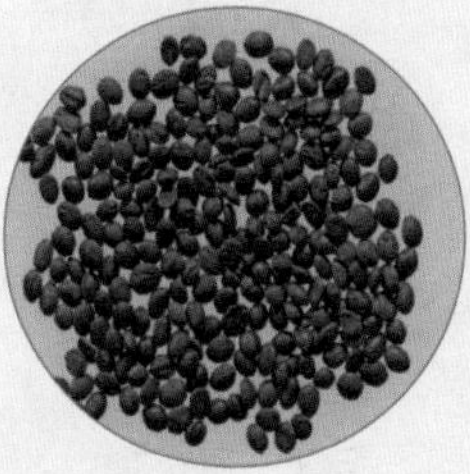

酸枣仁

【来　　源】鼠李科植物酸枣的干燥成熟种子

【主 产 地】河北、陕西、辽宁、河南

【性状要点】呈扁圆形或扁椭圆形，表面为紫红色或紫褐色，平滑有光泽，有的有裂纹；有的两面均呈圆隆状突起，有的一面较平坦，中央有1条隆起的线纹，另一面微隆起，边缘略薄；一端凹陷，可见线形种脐，另一端有细小突起的合点。种皮较脆，胚为乳白色，子叶2片，为浅黄色，富油性；气微，味淡

【功　　效】养心安神，敛汗

【主治病证】❶ 阴血亏虚之惊悸怔忡、心神不安、失眠多梦

❷ 自汗，盗汗

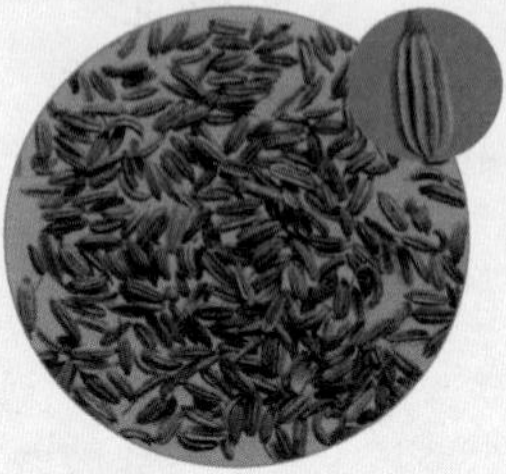

小茴香

【来　　源】伞形科植物茴香的干燥成熟果实

【主 产 地】内蒙古、山西、黑龙江

【性状要点】双悬果，呈圆柱形，表面为黄绿色或淡黄色，两端略尖，顶端残留有黄棕色突起的柱基，基部有时有细小的果梗；分果呈长椭圆形，背面有纵棱 5 条，接合面平坦而较宽；横切面略呈五边形，背面的四边大致等长；有特异香气，味微甜、辛

【功　　效】散寒止痛，理气和胃

【主治病证】❶ 寒疝腹痛，经寒痛经，睾丸偏坠胀痛
❷ 胃寒呕吐，寒凝气滞之脘腹胀痛

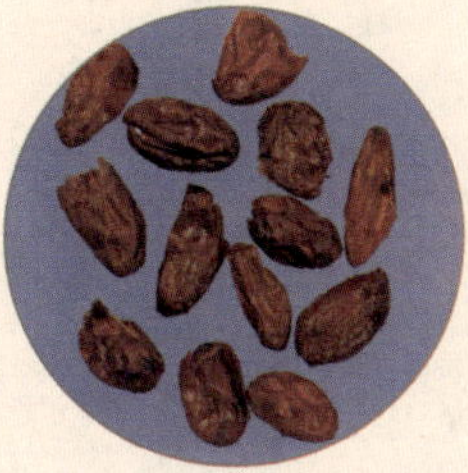

山茱萸

【来　　源】山茱萸科植物山茱萸的干燥成熟果肉。
别名：山萸肉、杭山萸、枣皮

【主 产 地】浙江

【性状要点】呈不规则的片状或囊状，表面为紫红色至紫黑色，皱缩，有光泽；顶端有的有圆形宿萼痕，基部有果梗痕；质柔软，气微，味酸、涩、微苦

【功　　效】补益肝肾，收敛固脱

【主治病证】❶ 肝肾亏虚之腰膝酸软、头晕目眩、阳痿
❷ 肾虚之遗精滑精、小便不禁，虚汗不止
❸ 崩漏、月经过多

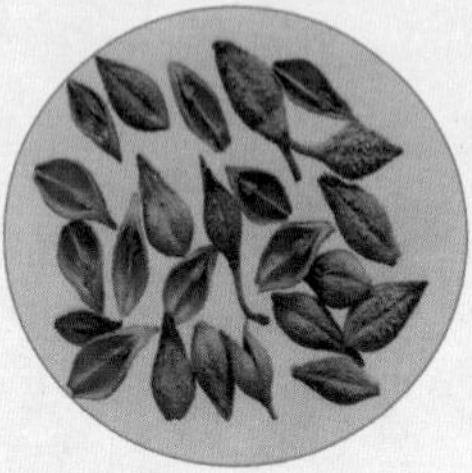

连翘

【来　　源】木犀科植物连翘的干燥果实

【主 产 地】山西、陕西、河南

【性状要点】表面有不规则纵皱纹和多数突起的小斑点，两面各有 1 条明显的纵沟；顶端锐尖，基部有小果梗或已脱落。“青翘”多不开裂，表面为绿褐色，突起的灰白色小斑点较少；“老翘”自顶端开裂或裂成两瓣，表面为黄棕色或红棕色，内表面多为浅黄棕色，平滑，具一纵隔；质脆；种子棕色，多已脱落。气微香，味苦

【功　　效】清热解毒，疏散风热，消肿散结，利尿

【主治病证】❶ 外感热病，风热表证
❷ 痈疮肿毒，瘰疬痰核，肺痈，乳痈
❸ 热淋涩痛

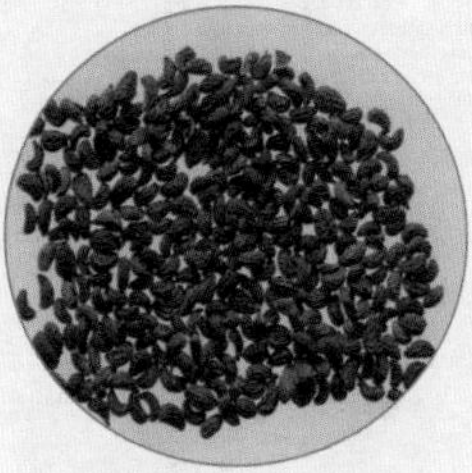

女贞子

【来　　源】木犀科植物女贞的干燥成熟果实

【主 产 地】浙江、江苏、福建、湖南、四川、广西

【性状要点】表面黑紫色或灰黑色，皱缩不平；外果皮较薄，中果皮较松软，易剥离，内果皮木质为黄棕色，具纵棱；破开后种子通常为1粒，呈肾形，为紫黑色，油性

【功　　效】滋肾补肝，清虚热，明目乌发

【主治病证】❶ 肝肾阴虚之头晕目眩、须发早白、腰膝酸软

❷ 阴虚发热，肝肾虚亏之目暗不明、视力减退

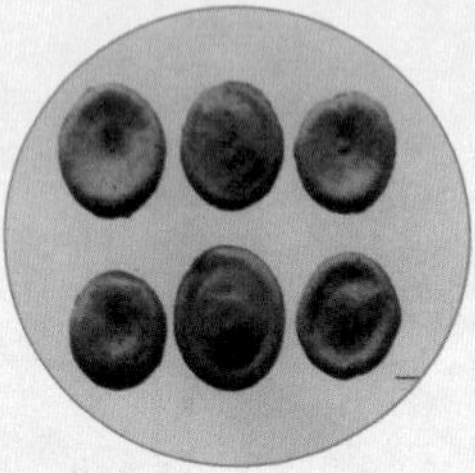

马钱子

【来　　源】马钱科植物马钱的干燥成熟种子。别名：番木鳖、马前、马前子

【主 产 地】印度、越南、泰国

【性状要点】呈纽扣状圆板形，常一面隆起，一面稍凹下；表面密被灰棕或灰绿色绢状茸毛，自中间向四周呈辐射状排列，有丝样光泽；边缘稍隆起，较厚，有突起的珠孔；底面中心有突起的圆点状种脐

【功　　效】散结消肿，通络止痛

【主治病证】痈疽肿痛，跌打伤痛，风湿痹痛，麻木拘挛

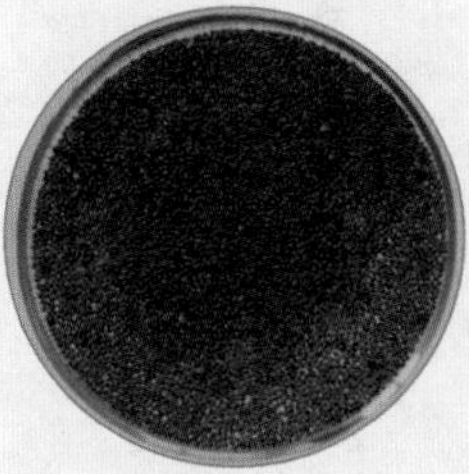

菟丝子

【来　　源】旋花科植物南方菟丝子或菟丝子的干燥成熟种子

【主 产 地】江苏、辽宁、吉林、河北、山东、河南

【性状要点】表面为灰棕色或黄棕色，粗糙；种脐呈线形或扁圆形；质坚实，不易以指甲压碎

【功　　效】补阳益阴，固精缩尿，明目止泻，安胎，生津

【主治病证】❶ 肾虚之腰膝酸痛、阳痿、滑精、小便频数、白带过多

❷ 肝肾不足之目暗不明，脾虚之便溏、泄泻

❸ 肾虚之胎漏、胎动不安

❹ 消渴之阴阳两虚

真题演练

（中药二）40. 枳壳苦泄辛散，微寒不烈，其功效是

A. 行滞消胀

B. 化痰散结

C. 疏肝破气

D. 燥湿化痰

E. 降气止呕

【答案】A

57. 山茱萸除能收敛外，还能

A. 止痛

B. 涩肠

C. 固脱

D. 止带

E. 燥湿

【答案】C

97. 金银花与连翘除均能清热解毒外，又均能

A. 疏散风热

B. 通淋

C. 通络

D. 利咽

E. 排脓消痈

【答案】A

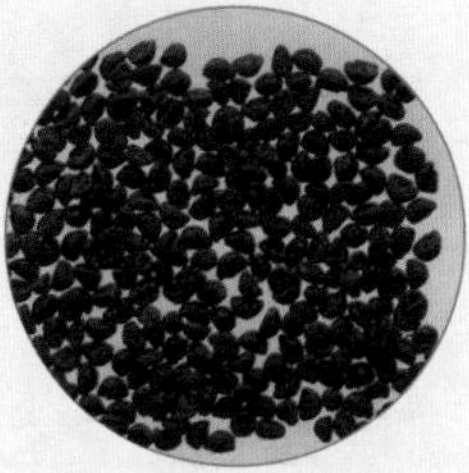

牵牛子

【来　　源】旋花科植物裂叶牵牛或圆叶牵牛的干燥成熟种子。别名：黑丑、白丑、二丑、黑白丑

【主 产 地】辽宁

【性状要点】似橘瓣状，表面为灰黑色或淡黄白色；背面有 1 条浅纵沟，腹面棱线的下端有一点状种脐，微凹；横切面可见淡黄色或黄绿色皱缩折叠的子叶，微显油性；加水浸泡后种皮呈龟裂状，手捻有明显的黏滑感

【功　　效】泻下逐水，消痰涤饮，去积杀虫

【主治病证】❶ 水肿，鼓胀，痰饮喘满

❷ 食积停滞，大便秘结，虫积腹痛

口诀

牵牛（牵牛子）下水（泻下逐水）去杀虫（去积杀虫）

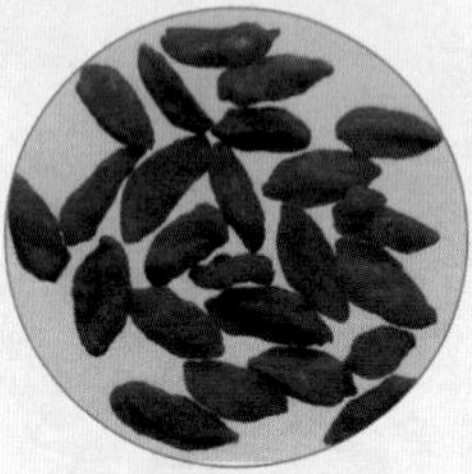

枸杞子

【来　　源】茄科植物宁夏枸杞的干燥成熟果实。

别名：甘枸杞、枸杞、枸杞果

【主 产 地】宁夏、甘肃、青海、新疆。宁夏所产量大、质优

【性状要点】呈类纺锤形或椭圆形，表面为红色或暗红色；顶端有小突起状的花柱痕，基部有白色的果梗痕；果皮柔韧，皱缩；果肉肉质，柔润

【功　　效】滋补肝肾，明目润肺

【主治病证】❶ 肝肾阴虚之腰膝酸软、头晕目眩、视力减退、遗精

❷ 消渴，阴虚咳嗽

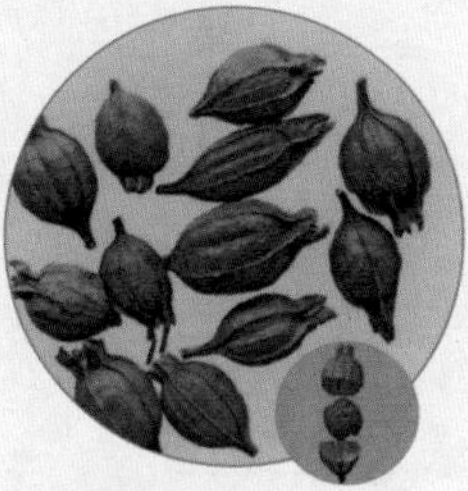

栀子

【来　　源】茜草科植物栀子的干燥成熟果实。
别名：山栀子、山栀

【主 产 地】湖南、江西、湖北、浙江

【性状要点】呈长卵圆形或椭圆形，表面为红黄色或棕红色，具 6 条翅状纵棱，棱间常有 1 条明显的纵脉纹，并有分枝；种子多数，扁卵圆形，集结成团，为深红色或红黄色，表面密具细小疣状突起

【功　　效】泻火除烦，清热利尿，凉血解毒，消肿止痛

【主治病证】❶ 热病之心烦、躁扰郁闷
❷ 湿热黄疸，热淋，血淋
❸ 血热之吐衄、尿血
❹ 热毒疮肿，跌打肿痛

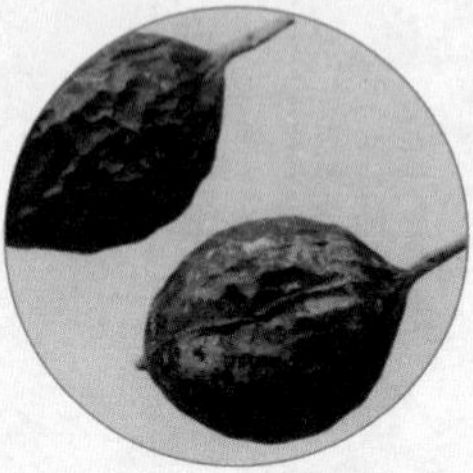

瓜蒌

【来　　源】葫芦科植物栝楼或双边栝楼的干燥成熟果实。别名：全瓜蒌、栝楼、药瓜

【主 产 地】山东、河北、河南、安徽（栝楼）；四川、江西、湖北、湖南、广东、云南（双边栝楼）

【性状要点】饮片内表面为黄白色，有红黄色丝络；果瓤为橙黄色，与多数种子黏结成团

【功　　效】清肺润燥化痰，利气宽胸，消肿散结，润肠通便

【主治病证】❶ 肺热之咳嗽、痰稠难以咳出
❷ 胸痹，结胸，肺痈，肠痈，乳痈肿痛
❸ 肠燥便秘

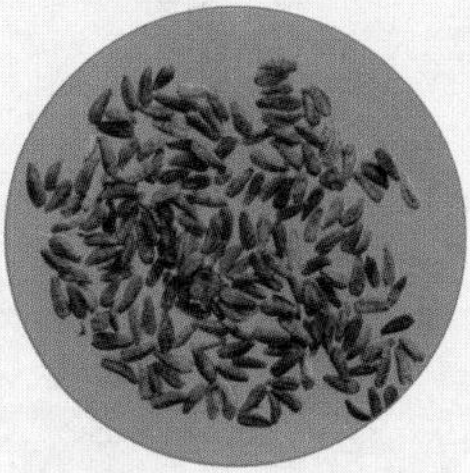

牛蒡子

【来　　源】菊科植物牛蒡的干燥成熟果实。

别名：大力子、鼠黏子、牛子、恶实

【主 产 地】东北地区及浙江

【性状要点】表面为灰褐色，带紫黑色斑点，有数条纵棱，通常中间 1 ~ 2 条较明显；果皮较硬，具子叶 2 片，为淡黄白色，富油性；气微，味苦后微辛，稍麻舌

【功　　效】疏散风热，宣肺利咽，解毒透疹，消肿疗疮

【主治病证】❶ 风热感冒，温病初起

❷ 风热或肺热之咳嗽、咯痰不畅，咽喉肿痛

❸ 风热疹痒，麻疹不透

❹ 热毒疮肿，痄腮，便秘

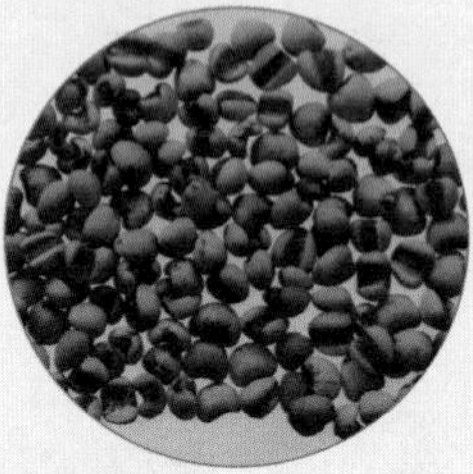

薏苡仁

【来　　源】禾本科植物薏苡的干燥成熟种仁

【主 产 地】福建、河北、江苏、辽宁

【性状要点】表面为乳白色，光滑，偶有残存的黄褐色种皮；一端钝圆，另一端较宽而微凹，有一淡棕色点状种脐；背面圆凸，腹面有 1 条较宽而深的纵沟

【功　　效】利水渗湿，健脾止泻，除痹，清热排脓

【主治病证】❶ 水肿，小便不利，脚气肿痛
❷ 脾虚泄泻
❸ 湿温病之邪在气分
❹ 湿痹之筋脉拘挛
❺ 肠痈，肺痈

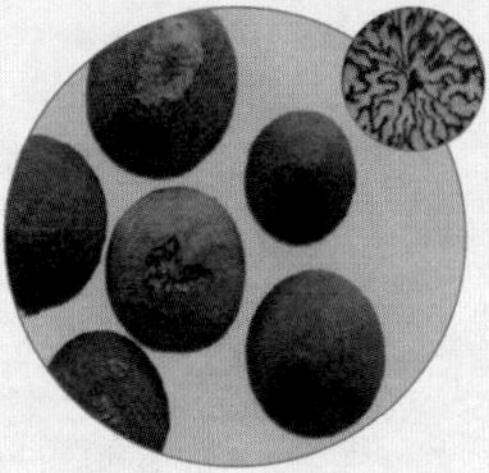

槟榔

【来　　源】棕榈科植物槟榔的干燥成熟种子。
别名：花槟榔、大腹子、海南子

【主 产 地】海南、云南、广东

【性状要点】切面可见棕色种皮与白色胚乳相间的大理石样花纹

【功　　效】杀虫消积，行气利水，截疟

【主治病证】❶ 绦虫病，姜片虫病，蛲虫病，蛔虫病，钩虫病
❷ 食积气滞之腹胀、便秘
❸ 泻痢之里急后重
❹ 脚气浮肿，水肿
❺ 疟疾

口诀

槟榔是小（消积）气（行气）虫（杀虫），只借（截疟）半桶水（利水）

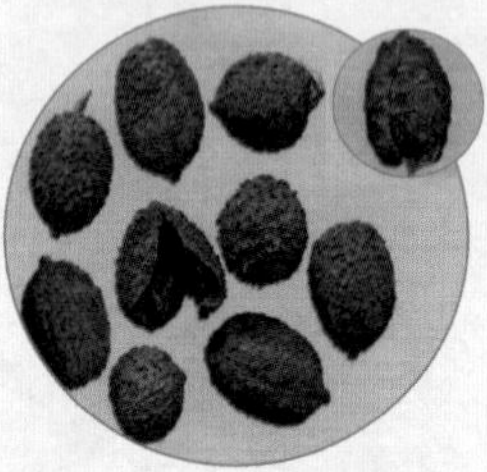

砂仁

【来　　源】姜科植物阳春砂、绿壳砂或海南砂的干燥成熟果实。

别名：缩砂仁、春砂仁、缩砂密

【主 产 地】广东，以阳春、阳江所产最有名。（阳春砂）；云南南部的临沧、文山、景洪（绿壳砂）；海南（海南砂）

【性状要点】（阳春砂）表面为棕褐色，密生刺状突起；种子集结成团，具三钝棱，中有白色隔膜，将种子团分成 3 瓣，每瓣有种子 5 ~ 26 粒；种子为不规则多面体，气芳香而浓烈，味辛凉、微苦。（海南砂）表面被片状、分枝的软刺；种子团较小，每瓣有种子 3 ~ 24 粒；气味稍淡

【功　　效】化湿行气，温中止泻，安胎

【主治病证】❶ 湿阻中焦，脾胃气滞

❷ 脾胃虚寒吐泻

❸ 气滞胎动不安，妊娠恶阻

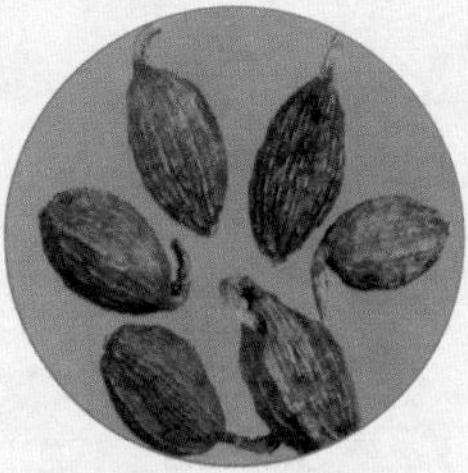

草果

【来　　源】姜科植物草果的干燥成熟果实

【主 产 地】云南、广西、贵州

【性状要点】表面为灰棕色至红棕色，具纵沟及棱线，顶端有圆形突起的柱基，基部有果梗或果梗痕；剥去外皮，中间有黄棕色隔膜，将种子团分成3瓣，每瓣有种子，多为8～11粒；种子表面红棕色，外被灰白色膜质的假种皮，种脊为一纵沟，尖端有凹状的种脐

【功　　效】燥湿温中，除痰截疟

【主治病证】❶ 寒湿中阻证
❷ 疟疾之寒湿偏盛

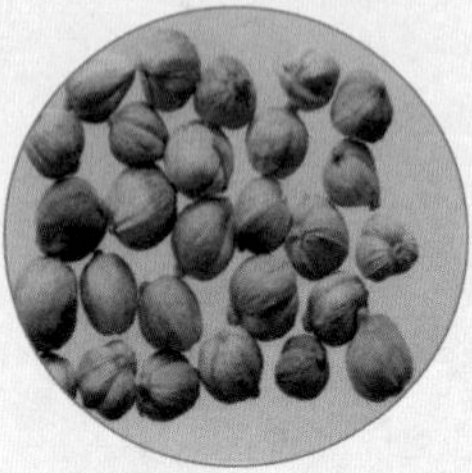

白豆蔻

【来　　源】姜科植物白豆蔻或爪哇白豆蔻的干燥成熟果实。按产地不同可分为“原豆蔻”和“印尼白蔻”

【主 产 地】泰国、柬埔寨、越南、缅甸（白豆蔻）、印度尼西亚（爪哇白豆蔻）

【性状要点】表面为黄白色至淡黄棕色，有 3 条较深的纵向槽纹；果皮体轻，质脆，易纵向裂开，内分 3 室，每室含种子约 10 粒；气芳香，味辛凉，略似樟脑

【功　　效】化湿行气，温中止呕

【主治病证】❶ 湿阻中焦，脾胃气滞
❷ 胃寒呕吐

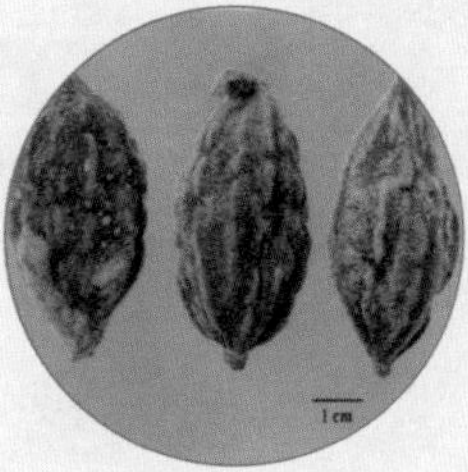

益智

【来　　源】姜科植物益智的干燥成熟果实

【主 产 地】海南

【性状要点】表面为棕色或灰棕色，有纵向凹凸不平的突起棱线 13 ~ 20 条，顶端有花被残基，基部常残存果梗；果皮薄而稍韧，与种子紧贴；种子集结成团，中有隔膜将种子团分为 3 瓣，每瓣有种子 6 ~ 11 粒；种子呈不规则的扁圆形，略有钝棱，直径约 3mm，表面为灰褐色或灰黄色，外被淡棕色膜质的假种皮；质硬，胚为乳白色

【功　　效】暖肾固精缩尿，温脾止泻摄唾

【主治病证】❶ 肾气虚寒之滑精遗精、遗尿、夜尿频多
❷ 脾寒之泄泻，腹中冷痛，脾虚之口多涎唾

真题演练

（中药一）95. 药用部位为果实的是

A. 牛蒡子

B. 决明子

C. 肉豆蔻

D. 山茱萸

E. 龙眼肉

【答案】A

（中药二）6. 薏苡仁的功效是

A. 利水渗湿，健脾止泻

B. 利水渗湿，养心安神

C. 清热利湿，利胆退黄

D. 利尿通淋，行气止痛

E. 利水通淋，通经下乳

【答案】A

（中药综合）33. 处方调剂复核时，应予以纠正的错付是

A. 草决明付决明子

B. 双花付金银花

C. 二术付苍术、白术

D. 大腹子付牛蒡子

E. 益母草子付茺蔚子

【答案】D

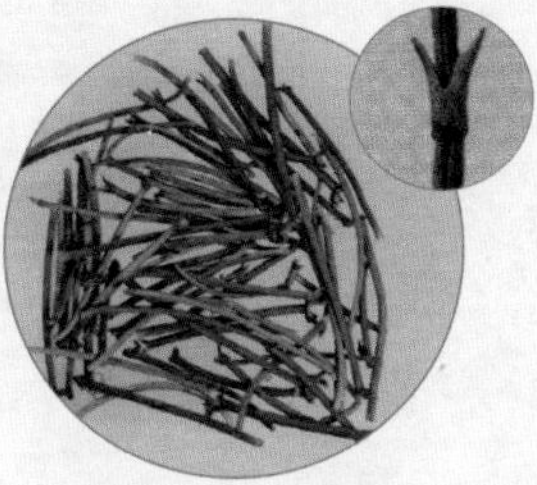

麻黄

【来　　源】麻黄科植物草麻黄、中麻黄或木贼麻黄的干燥草质茎

【主 产 地】河北、山西、新疆、内蒙古（草麻黄）；甘肃、青海、内蒙古、新疆（中麻黄）；河北、山西、甘肃、陕西（木贼麻黄）

【性状要点】药材断面略呈纤维性，周边为绿黄色，髓部为红棕色，近圆形；饮片表面为淡黄绿色至黄绿色，粗糙，有细纵脊线，节上有细小鳞叶

【功　　效】发汗解表，宣肺平喘，利水消肿

【主治病证】❶ 风寒表实无汗证
❷ 肺气不宣所致喘咳证
❸ 水肿兼有表证

口诀

麻（麻黄）利（利水消肿）宣传（宣肺平喘）

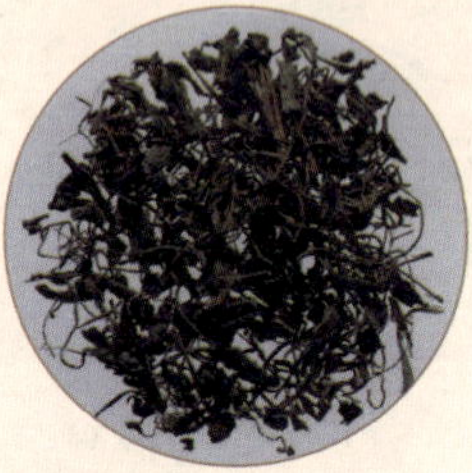

紫花地丁

【来　　源】堇菜科植物紫花地丁的干燥全草

【主 产 地】江苏、安徽、浙江、福建及东北地区

【性状要点】多皱缩成团；主根呈长圆锥形，为淡黄棕色，有细纵皱纹；叶基生，为灰绿色，展平后叶片呈披针形或卵状披针形，先端钝，基部呈截形或稍心形，边缘具钝锯齿，两面有毛；蒴果呈椭圆形或3裂

【功　　效】清热解毒，凉血消肿

【主治病证】❶疔肿疮毒，痈疽发背，丹毒，肠痈，乳痈 ❷目赤肿痛，毒蛇咬伤

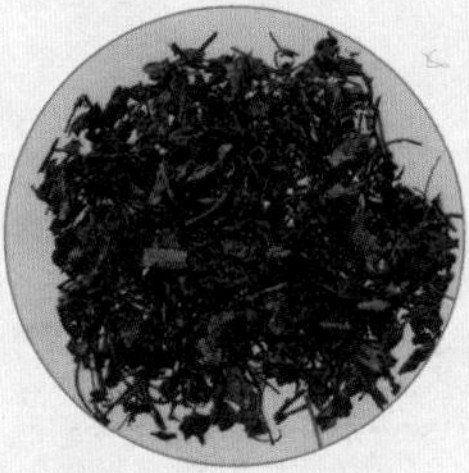

金钱草

【来　　源】报春花科植物过路黄的干燥全草

【主 产 地】四川

【性状要点】常缠结成团，无毛或被疏柔毛；叶片上表面为灰绿色或棕褐色，下表面色较浅，主脉明显突起，用水浸后，对光透视可见黑色或褐色条纹

【功　　效】利水通淋，除湿退黄，解毒消肿

【主治病证】❶ 石淋，热淋
❷ 湿热黄疸，肝胆结石
❸ 毒蛇咬伤，热毒疮肿

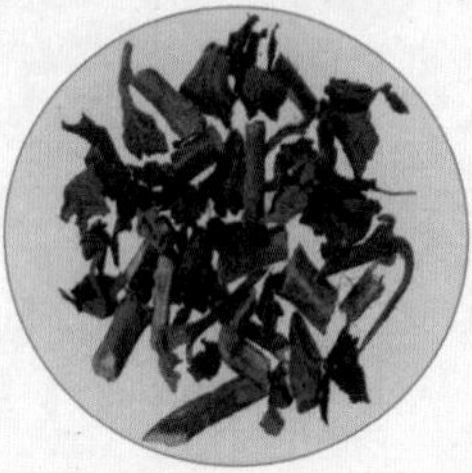

广藿香

【来　　源】唇形科植物广藿香的干燥地上部分。
按产地不同可分石牌广藿香及海南广藿香

【主 产 地】广东的石牌及海南

【性状要点】饮片茎略呈方柱形，表面为灰褐色、灰黄色或带红棕色，被柔毛。切面有白色髓；叶破碎或皱缩成团，完整者展平后呈卵形或椭圆形，两面均被灰白色绒毛；叶柄细，被柔毛

【功　　效】化湿，止呕，发表解暑

【主治病证】❶ 湿阻中焦
❷ 暑湿，湿温初起，阴寒闭暑
❸ 呕吐，尤善治湿浊中阻者

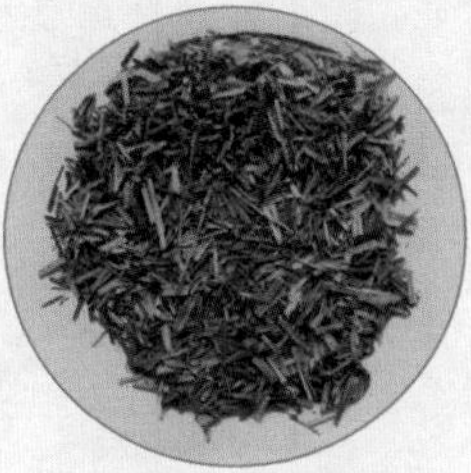

荆芥

【来　　源】唇形科植物荆芥的干燥地上部分

【主 产 地】江苏、河北、浙江、江西

【性状要点】饮片茎呈方柱形，外表面为淡黄绿色至淡紫红色，被短柔毛。切面为类白色；叶多已脱落；穗状轮伞花序；气芳香，味微涩而辛凉

【功　　效】散风解表，透疹止痒，止血（荆芥炭）

【主治病证】❶ 风寒、风热表证
❷ 麻疹不透，风疹瘙痒
❸ 疮疡初起兼有表证
❹ 吐衄，便血，崩漏等（荆芥炭）

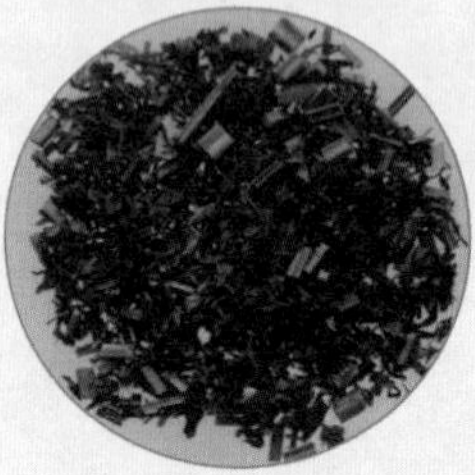

益母草

【来　　源】唇形科植物益母草的新鲜或干燥地上部分
别名：坤草、茺蔚、益明

【主 产 地】全国各地均有野生品或栽培品

【性状要点】干益母草饮片呈不规则的段状；茎呈方柱形，四面凹下成纵沟，为灰绿色或黄绿色；叶片为灰绿色，多皱缩、破碎；轮伞花序腋生，花为黄棕色，花萼呈筒状，花冠呈二唇形；气微，味微苦

【功　　效】活血祛瘀，利尿消肿，清热解毒

【主治病证】❶ 月经不调，痛经，闭经，产后瘀滞腹痛
❷ 跌打伤痛，小便不利，水肿
❸ 痈疮肿毒，皮肤痒疹

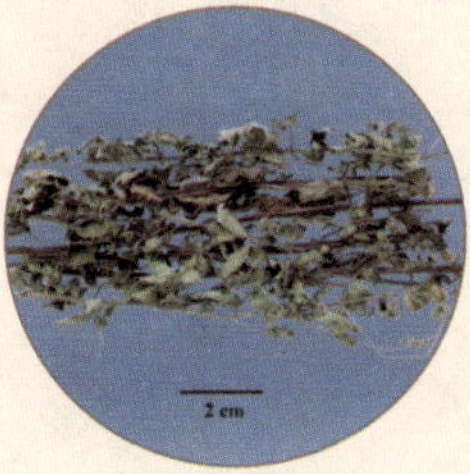

薄荷

【来　　源】唇形科植物薄荷的干燥地上部分

【主 产 地】江苏的太仓、南通、海门及浙江、安徽、江西、湖南

【性状要点】叶片皱缩卷曲，完整者展平后呈宽披针形、长椭圆形或卵形；上表面为深绿色，下表面为灰绿色，稀被茸毛，有凹点状腺鳞；揉搓后有特殊清凉香气，味辛凉

【功　　效】宣散风热，清利头目，利咽，透疹，疏肝

【主治病证】❶ 风热感冒，温病初起
❷ 风热之头痛、目赤、咽喉肿痛
❸ 麻疹透发不畅，风疹瘙痒
❹ 肝气郁滞，胸闷胁胀

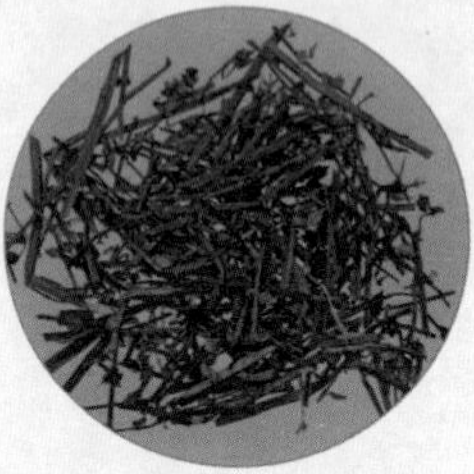

半枝莲

【来　　源】唇形科植物半枝莲的干燥全草

【主 产 地】河北、河南、山西、陕西

【性状要点】根纤细，茎丛生，较细，呈方柱形；表面为暗紫色或棕绿色；叶对生，有短柄；叶片多皱缩，展平后呈三角状卵形或披针形，先端钝，基部宽楔形，全缘或有少数不明显的钝齿；上表面为暗绿色，下表面为灰绿色

【功　　效】清热解毒，散瘀止血，利水消肿

【主治病证】❶ 痈肿疮毒，毒蛇咬伤，癌肿
❷ 跌打损伤，吐衄出血
❸ 血淋涩痛，大腹水肿

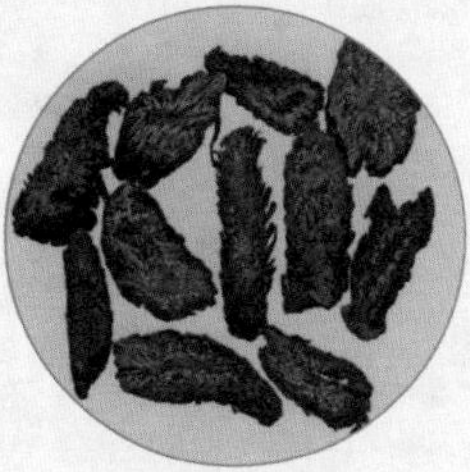

肉苁蓉

【来　　源】列当科植物肉苁蓉或管花肉苁蓉的干燥带鳞叶的肉质茎。

别名：淡大芸

【主 产 地】内蒙古、新疆、甘肃、陕西、青海

【性状要点】肉苁蓉饮片呈不规则形厚片；表面为棕褐色或灰棕色，有的可见肉质鳞叶；切面有淡棕色或棕黄色点状维管束，排列成波状环纹；气微，味甜、微苦

【功　　效】补肾阳，益精血，润肠通便

【主治病证】❶ 肾虚之阳痿、不孕

❷ 精血亏虚之腰膝痿弱、筋骨无力

❸ 肠燥便秘

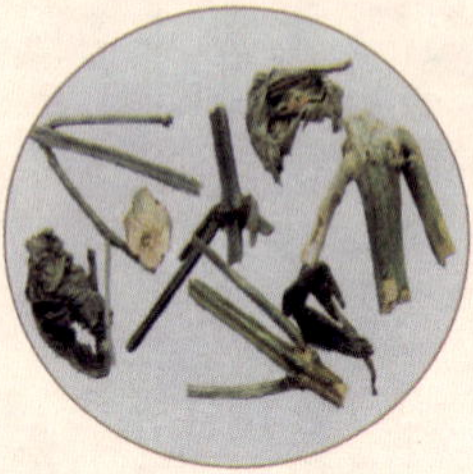

穿心莲

【来　　源】爵床科植物穿心莲的干燥地上部分

【主 产 地】广东、广西、福建

【性状要点】茎呈方柱形，节稍膨大；单叶对生，叶柄短或近无柄；叶片皱缩、易碎，完整者展开后呈披针形或卵状披针形，上表面为绿色，下表面为灰绿色，两面光滑；气微，味极苦

【功　　效】清热解毒，凉血消肿，燥湿

【主治病证】❶ 温病初起，感冒发热，肺热之咳喘，肺痈

❷ 咽喉肿痛，痈疖疮肿，毒蛇咬伤

❸ 湿疹，湿热泻痢，热淋涩痛

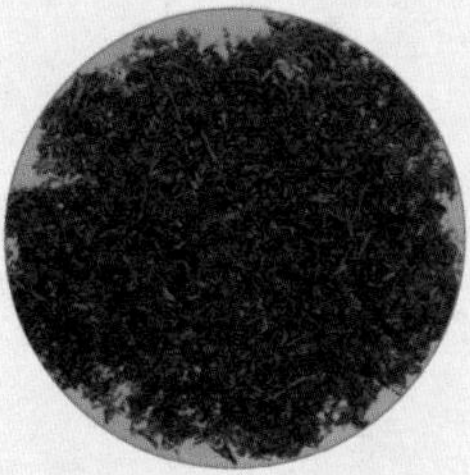

茵陈

【来　　源】菊科植物滨蒿或茵陈蒿的干燥地上部分。别名：绵茵陈、茵陈蒿

【主 产 地】陕西、河北、山西、安徽（茵陈蒿）；东北地区及河北、山东（滨蒿）

【性状要点】绵茵陈多卷曲成团状，为灰白色或灰绿色，全体密被白色茸毛，绵软如绒。花茵陈茎呈圆柱形，多分枝，表面为淡紫色或紫色，有纵条纹，被短柔毛

【功　　效】清热利湿，退黄

【主治病证】❶ 湿疮，湿疹瘙痒
❷ 黄疸

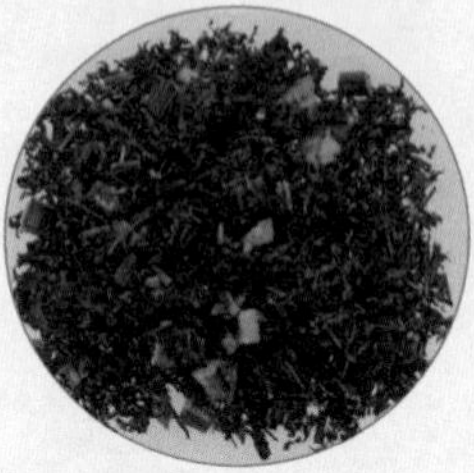

青蒿

【来　　源】菊科植物黄花蒿的干燥地上部分。
别名：嫩青蒿

【主 产 地】全国大部分地区均有产

【性状要点】叶互生，为暗绿色或棕绿色，卷缩易碎，完整者展平后为三回羽状深裂，裂片及小裂片呈矩圆形或长椭圆形，两面被短毛；气香特异，味微苦

【功　　效】退虚热，凉血，解暑，截疟

【主治病证】❶ 阴虚发热，骨蒸潮热，或虚热兼表
❷ 热病后期之低热不退或夜热早凉
❸ 血热之疹痒、吐衄
❹ 暑热之外感、烦渴，疟疾寒热

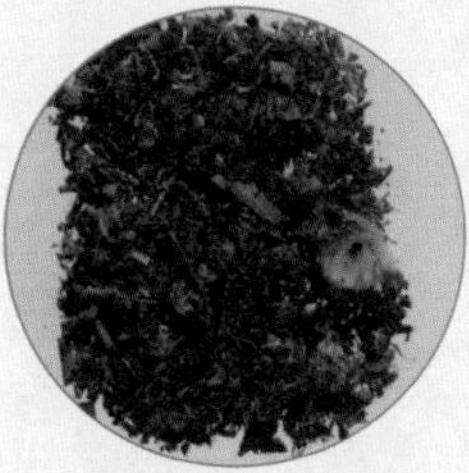

大蓟

【来　　源】菊科植物蓟的干燥地上部分

【主 产 地】安徽、山东、江苏

【性状要点】饮片的茎呈短圆柱形，表面为绿褐色，有数条纵棱，被丝状毛；切面为灰白色，髓部疏松或中空；叶皱缩，多破碎，边缘具不等长的针刺；两面均具灰白色丝状毛

【功　　效】凉血止血，散瘀解毒消痈

【主治病证】❶ 血热之咳血、吐衄、崩漏、尿血，外伤出血

❷ 热毒痈肿

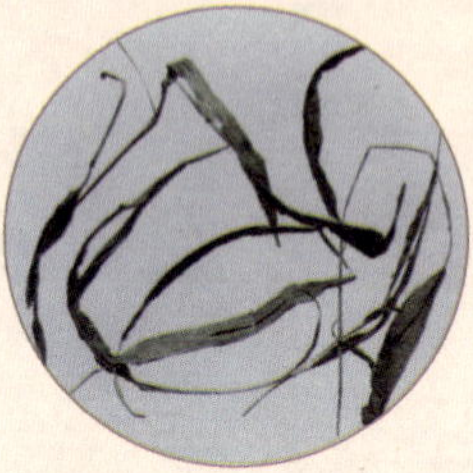

淡竹叶

【来　　源】禾本科植物淡竹叶的干燥茎叶

【主 产 地】浙江、江苏、湖南、湖北、广东、广西、安徽、福建

【性状要点】叶鞘开裂；叶片披针形，有的皱缩卷曲，长 5 ~ 20cm，宽 1 ~ 3.5cm；表面为浅绿色或黄绿色；叶脉平行，具横行小脉，形成长方形的网格，下表面尤为明显

【功　　效】清热除烦，利尿通淋

【主治病证】❶ 热病烦渴
❷ 心火上炎，移热于小肠之口疮、尿赤
❸ 湿热黄疸，热淋，水肿

真题演练

(中药一) 38. 肉苁蓉饮片可见

A. 淡棕色或棕黄色点状维管束，排列成波状环纹

B. 棕色与白色组织相间，排列成大理石样花纹

C. 黄白色维管束小点，排列成环状

D. 棕色形成层环，近方形或近圆形

E. 黄白色维管束，排列成双卷状

【答案】A

(中药二) 49. 青蒿除能退虚热外，还能

A. 凉血，生津

B. 凉血，解暑

C. 清肺，化痰

D. 祛痰，利咽

E. 活血，利咽

【答案】B

(中药综合) 17. 某女，因产后恶露不停就诊，医师处方：当归 12g，川芎 9g，桃仁 9g，炙甘草 6g，炮姜 10g，坤草 15g。药师调配时，坤草应付

A. 金钱草

B. 益母草

C. 龙胆草

D. 夏枯草

E. 豨莶草

【答案】B

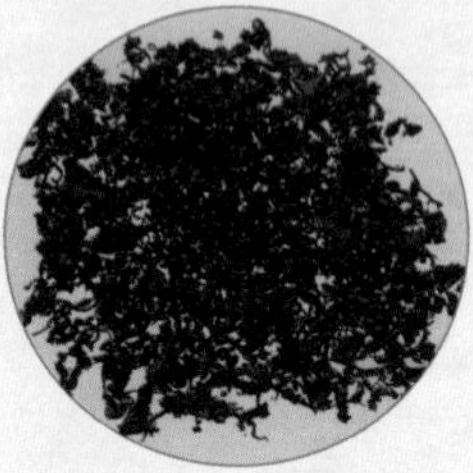

海藻

【来　　源】马尾藻科植物海蒿子或羊栖菜的干燥藻体。前者习称“大叶海藻”，后者习称“小叶海藻”

【主 产 地】山东、辽宁（海蒿子）；浙江、福建、广东、广西、海南（羊栖菜）

【性状要点】大叶海藻气囊为黑褐色，呈球形或卵圆形，有的有柄，顶端钝圆，有的具细短尖；质脆，潮润时柔软；水浸后膨胀，肉质，黏滑。小叶海藻分枝互生，无刺状突起；叶呈条形或细匙形，先端稍膨大、中空；气囊腋生，呈纺锤形或球形，囊柄较长；质较硬

【功　　效】消痰软坚，利水消肿

【主治病证】❶ 瘰疬，瘿瘤

❷ 水肿，脚气肿痛，小便不利

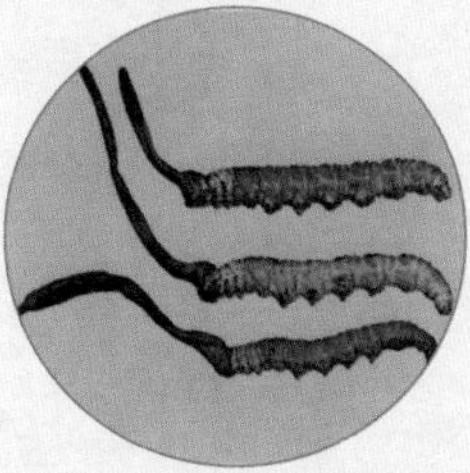

冬虫夏草

【来　　源】麦角菌科真菌冬虫夏草菌寄生在蝙蝠蛾科昆虫幼虫上的子座及幼虫尸体的复合体

【主 产 地】四川、西藏、青海

【性状要点】由虫体与从虫体头部长出的真菌子座相连而成；虫体似蚕，表面为深黄色至黄棕色，有 20 ~ 30 条环纹，近头部的环纹较细；足 8 对，中部 4 对较明显；断面略平坦，为淡黄白色；子座细长呈圆柱形，表面为深棕色至棕褐色，有细纵皱纹，上部稍膨大；质柔韧，断面为类白色

【功　　效】益肾补肺，止血化痰

【主治病证】❶ 肾虚之腰膝酸痛、阳痿

❷ 肺肾两虚之久咳虚喘，肺阴不足之劳嗽痰血

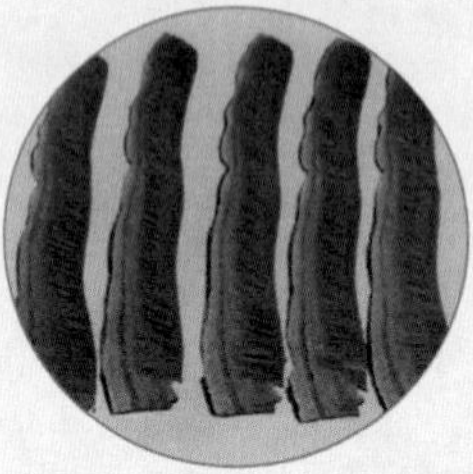

灵芝

【来　　源】多孔菌科真菌赤芝或紫芝的干燥子实体

【主 产 地】华东地区、西南地区及河北、山西、江西、广西、广东（赤芝）；浙江、江西、湖南、广西、福建、广东（紫芝）

【性状要点】赤芝形如伞状，菌盖呈肾形、半圆形或近圆形；皮壳坚硬，为黄褐色或红褐色，有光泽，具环状棱纹和辐射状皱纹，边缘薄而平截，常向内卷；菌肉为白色至浅棕色；菌柄呈圆柱形，侧生，少偏生，长 7 ~ 15cm，直径 1 ~ 3.5cm，为红褐色至紫褐色，光亮；孢子细小，为黄褐色；气微香，味苦涩。紫芝皮壳为紫黑色，有漆样光泽；菌肉为锈褐色；菌柄长 17 ~ 23cm

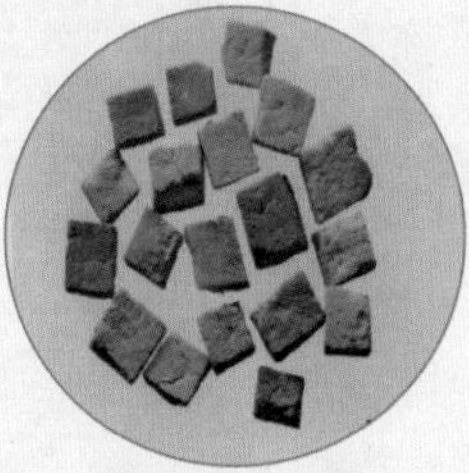

茯苓

【来　　源】多孔菌科真菌茯苓的干燥菌核

【主 产 地】安徽、云南和湖北

【性状要点】茯苓个呈类球形、椭圆形、扁圆形或为不规则团块，大小不一；断面呈颗粒性，有的具裂隙，外层为淡棕色，内部为白色，少数淡红色，有的中间抱有松根（习称茯神）。白茯苓为不规则形的片块，长 1 ~ 2cm；表面为白色至类白色，略粗糙或平坦；质坚硬；气微，味淡

【功　　效】利水渗湿，健脾，安神

【主治病证】❶ 水肿，小便不利，痰饮
❷ 脾虚证，尤宜用于伴便溏或泄泻者
❸ 心悸，失眠

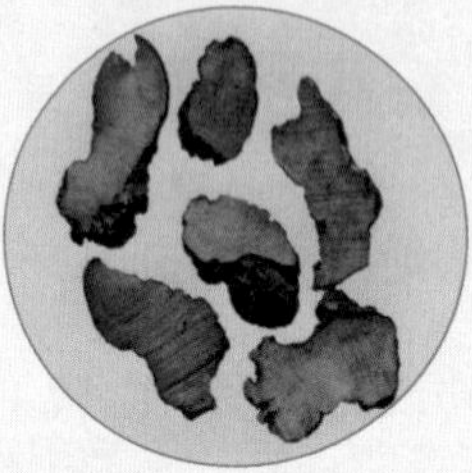

猪苓

【来　　源】多孔菌科真菌猪苓的干燥菌核

【主 产 地】陕西和云南

【性状要点】药材为条形、类圆形或扁块状，有的有分枝，长 5 ~ 25cm，直径 2 ~ 6cm；表面为黑色、灰黑色或棕黑色，皱缩或有瘤状突起；体轻，质硬；断面为类白色或黄白色，略呈颗粒状；气微，味淡。饮片为类圆形或不规则形的厚片；外表皮为黑色、灰黑色或棕黑色，皱缩；切面为类白色或黄白色，略呈颗粒状；气微，味淡

【功　　效】利水渗湿

【主治病证】❶ 水肿，小便不利，淋浊，带下
❷ 湿盛泄泻

真题演练

(中药一) 108. 处方调配复核时，见有不规则形片块，长 1 ~ 2 cm，表面为白色至类白色，略粗糙或平坦，质坚硬，气微的饮片是

A. 生姜

B. 茯苓

C. 厚朴

D. 姜半夏

E. 紫苏叶

【答案】B

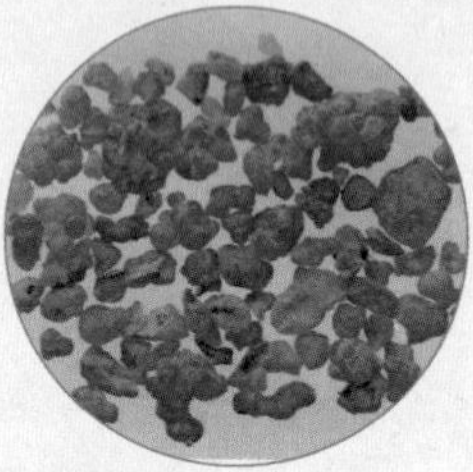

乳香

【来　　源】橄榄科植物乳香树及同属植物，树皮切伤后渗出的树脂。乳香可分为索马里乳香和埃塞俄比亚乳香，每种乳香又分为乳香珠和原乳香

【主 产 地】索马里、埃塞俄比亚及阿拉伯半岛南部

【性状要点】为长卵形滴乳状、类圆形颗粒或黏合成大小不等的不规则块状物。破碎面有玻璃样或蜡样光泽。本品燃烧时显油性，冒黑烟，有香气；加水可研磨成白色或黄白色乳状液

【功　　效】活血止痛，消肿生肌

【主治病证】❶ 痛经，闭经，产后瘀滞腹痛，胸胁脘腹刺痛，跌打伤痛

❷ 风湿痹痛、麻木拘挛

❸ 肠痈，疮疡肿痛或久溃不收口

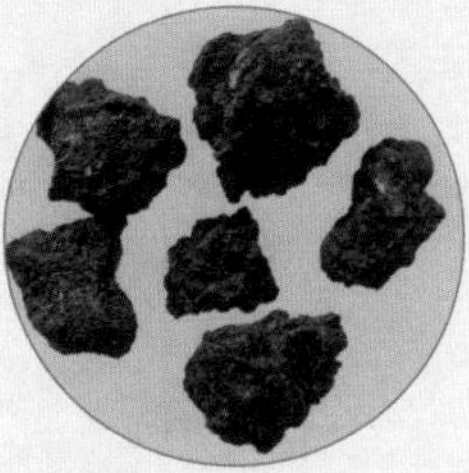

没药

【来　　源】橄榄科植物地丁树或哈地丁树树干皮部渗出的树脂，分为天然没药和胶质没药

【主 产 地】索马里、埃塞俄比亚、阿拉伯半岛南部及印度，以索马里所产没药质量最佳

【性状要点】天然没药呈不规则颗粒性团块，大小不等；表面为黄棕色或红棕色，近半透明，部分呈棕黑色，被有黄色粉尘；质坚脆，破碎面不整齐，无光泽；有特异香气，味苦而微辛。胶质没药呈不规则块状和颗粒，多黏结成大小不等的团块；表面为棕黄色至棕褐色，不透明

【功　　效】活血止痛，消肿生肌

【主治病证】❶ 痛经，闭经，胸胁脘腹刺痛，跌打伤痛
❷ 风湿痹痛、拘挛
❸ 肠痈，疮疡肿痛或久溃不收口

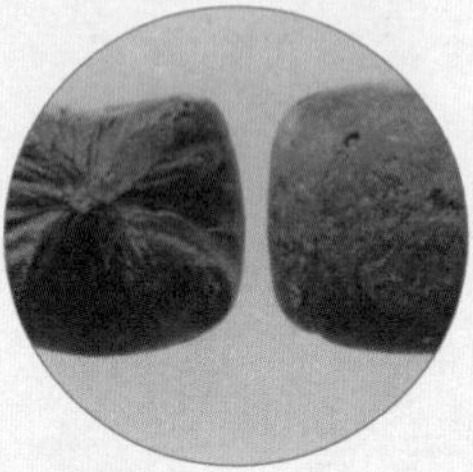

血竭

【来　　源】棕榈科植物麒麟竭果实渗出的树脂经加工制成

别名：麒麟竭、麒麟血

【主 产 地】印度尼西亚的加里曼丹、爪哇、苏门答腊，马来西亚

【性状要点】药材略呈类圆四方形或方砖形；表面为暗红色，有光泽，附有因摩擦而成的红粉；质硬而脆，破碎面为红色；研粉为砖红色；在水中不溶，在热水中软化。饮片为不规则形的小块，表面为暗红色至黑红色，微显光泽，手触之易沾染；研成细粉，呈红色

【功　　效】活血定痛，化瘀止血，生肌敛疮

【主治病证】❶ 瘀血之闭经、痛经，产后瘀滞腹痛

❷ 癥瘕痞块，胸腹刺痛，瘀血肿痛，跌打损伤

❸ 外伤出血，溃疡不敛

真题演练

（中药一） 39. 试卷附图图 1 ~ 图 5 中，图示中药为没药的是

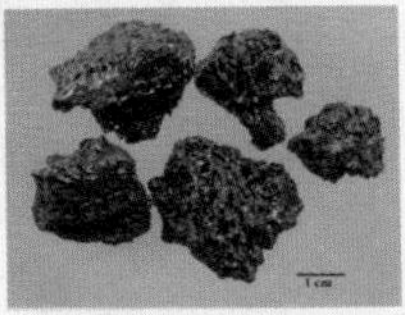

A. 图 1

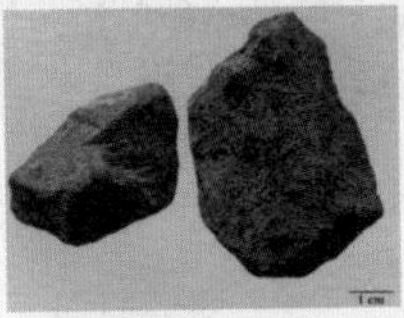

B. 图 2

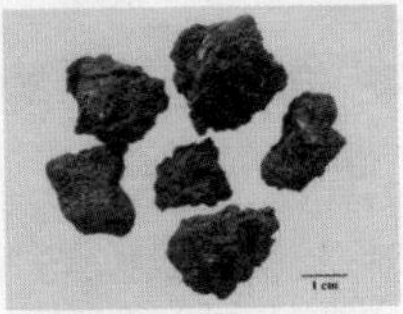

C. 图 3

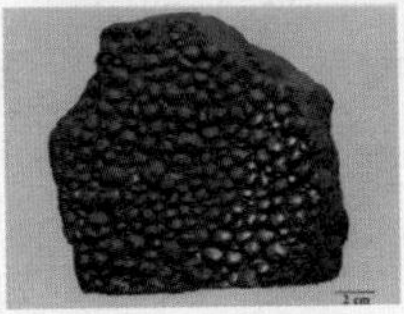

D. 图 4

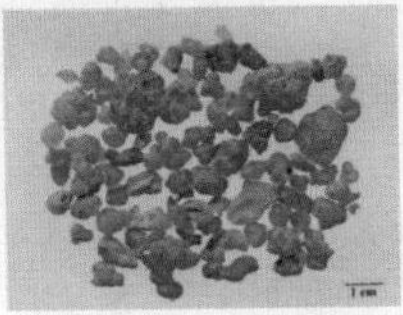

E. 图 5

【答案】C

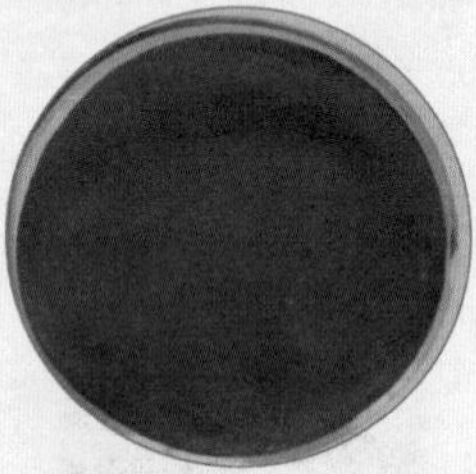

海金沙

【来　　源】海金沙科植物海金沙的干燥成熟孢子

【主 产 地】广东、浙江、湖北、湖南

【性状要点】呈粉末状，为棕黄色或浅棕黄色；体轻，手捻有光滑感，置手中易由指缝滑落；气微，味淡；将海金沙粉末撒在水中则浮于水面，加热始逐渐下沉；将其少量撒于火上，即发出轻微爆鸣及明亮的火焰

【功　　效】利尿通淋，止痛

【主治病证】❶ 热淋、血淋、石淋、膏淋等涩痛
❷ 水肿（兼尿道涩痛者尤宜）

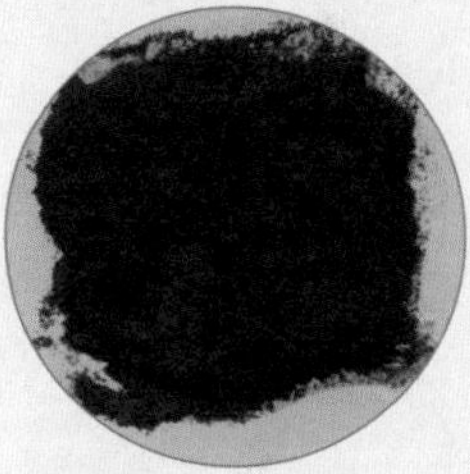

青黛

【来　　源】爵床科植物马蓝、蓼科植物蓼蓝或十字花科植物菘蓝的叶或茎叶经加工制得的干燥粉末、团块或颗粒

【主 产 地】福建、河北、江苏

【性状要点】为深蓝色的粉末或呈不规则多孔性的团块、颗粒，用手搓捻即成细末；粉末体轻，易飞扬；微有草腥气，味淡；取药材少量，用微火灼烧，有紫红色烟雾产生

【功　　效】清热解毒，凉血消斑，定惊

【主治病证】
1. 热毒发斑，血热之吐衄、咯血等
2. 火毒痈疮，痄腮肿痛，喉痹
3. 肝火扰肺之咳嗽胸痛、痰中带血
4. 小儿急惊之发热抽搐

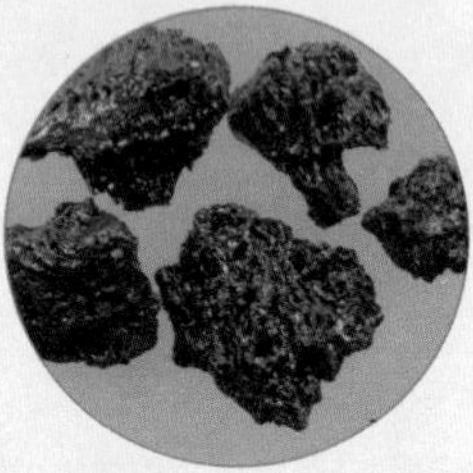

儿茶

【来　　源】豆科植物儿茶的去皮枝、干的干燥煎膏，习称“儿茶膏”或“黑儿茶”。

别名：还儿茶

【主 产 地】云南西双版纳

【性状要点】呈块状或不规则块状，大小不一；表面为棕褐色或黑褐色，光滑而稍具光泽；质硬，易碎；断面不整齐，具光泽，有细孔，遇潮有黏性；气微，味涩、苦，略回甜

【功　　效】收湿敛疮，生肌止血，清肺化痰，活血止痛

【主治病证】❶ 湿疹，湿疮，疮疡不敛

❷ 吐衄及外伤出血

❸ 肺热咳嗽

❹ 跌扑伤痛

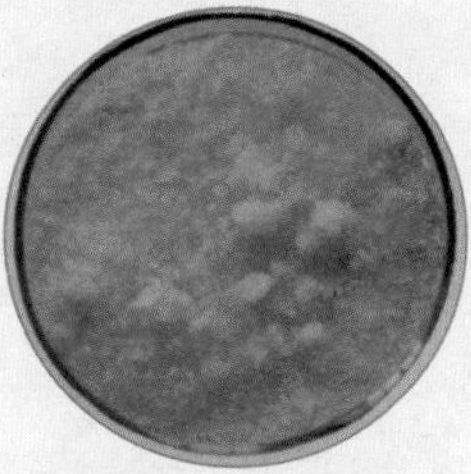

冰片

【来　　源】樟脑、松节油等经化学方法合成的结晶，又称合成龙脑，习称“机制冰片”

【主 产 地】福建、河北、江苏

【性状要点】为无色透明或白色半透明的片状松脆结晶；气清香，味辛、凉；具挥发性，点燃发生浓烟，并有带光的火焰；在乙醇、三氯甲烷或乙醚中易溶，在水中几乎不溶

【功　　效】开窍醒神，清热止痛

【主治病证】❶ 热病神昏，中恶神昏，中风痰厥，胸痹心痛

❷ 疮疡肿毒，目赤肿痛，耳道流脓，口舌生疮，咽喉肿痛

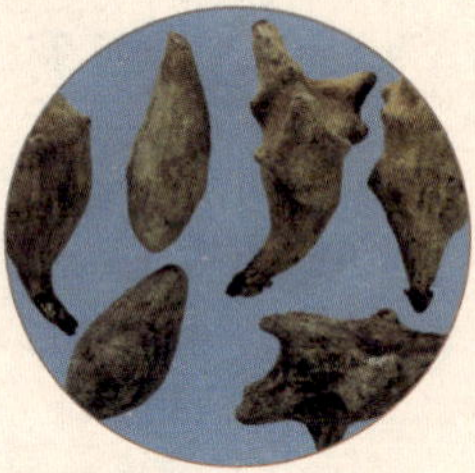

五倍子

【来　　源】漆树科植物盐肤木、青麸杨或红麸杨叶上的虫瘿，主要由五倍子蚜寄生而形成。按外形不同，分为“肚倍”和“角倍”。五倍子的产生，必须兼有寄主盐肤木类植物、五倍子蚜虫和过冬寄主提灯藓类植物等三要素，而且此种苔藓类植物需终年湿润，以利蚜虫过冬

【主 产 地】四川、贵州、云南

【性状要点】肚倍呈长圆形或纺锤形囊状。角倍呈菱形，具不规则的钝角状分枝，柔毛较明显

【功　　效】敛肺降火，敛汗止血，涩肠固精，收湿敛疮

【主治病证】❶ 肺虚久咳
❷ 自汗盗汗，便血痔血，外伤出血，崩漏
❸ 久泻久痢，遗精滑精
❹ 疮肿，湿疮

真题演练

（中药二）20. 儿茶既可内服又可外用，主治广泛，但其不能主治的病证是

A. 疮疡不敛
B. 吐血衄血
C. 寒痰喘哮
D. 外伤出血
E. 湿疹湿疮

【答案】C

56. 五倍子除能敛肺外，还能

A. 止痛
B. 涩肠
C. 固脱
D. 止带
E. 燥湿

【答案】B

第二篇

常用动物类中药

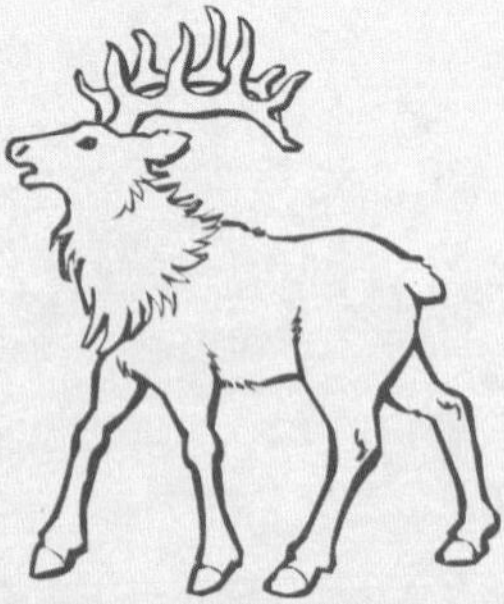

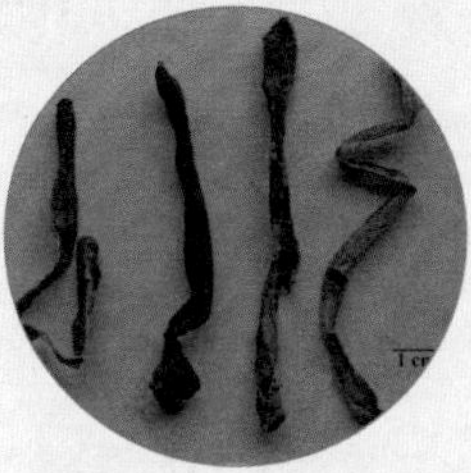

地龙

【来　　源】环节动物门钜蚓科动物参环毛蚓、通俗环毛蚓、威廉环毛蚓或栉盲环毛蚓的干燥体。前一种习称“广地龙”，后三种习称“沪地龙”

【主 产 地】广东、海南、广西、福建（广地龙）；上海、浙江、江苏、安徽（沪地龙）

【性状要点】全体具环节，背部呈棕褐色至紫灰色，腹部呈浅黄棕色；第 14 ~ 16 环节为生殖带，习称“白颈”，较光亮

【功　　效】清热息风，平喘，通络，利尿

【主治病证】❶ 高热神昏狂躁，癫痫抽搐，急惊风
❷ 肺热喘哮
❸ 痹痛肢麻，半身不遂
❹ 尿闭不通，小便不利

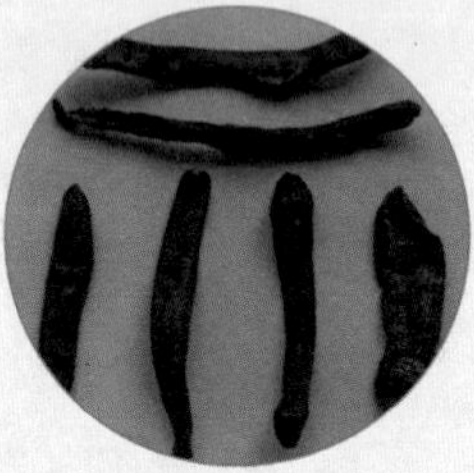

水蛭

【来　　源】环节动物门水蛭科动物蚂蟥、水蛭或柳叶蚂蟥的干燥全体

【主 产 地】河北、山东、安徽、江苏（蚂蟥）；山东、江苏、湖北、四川（水蛭）；河北、安徽、江苏、福建（柳叶蚂蟥）

【性状要点】扁平纺锤形，有多数环节；背部为黑褐色或黑棕色，稍隆起，用水浸后，可见黑色斑点排成 5 条纵线；腹面平坦，为棕黄色；两侧棕黄色；前端略尖，后端钝圆。两端各具一吸盘，前吸盘不显著，后吸盘较大；断面胶质状

【功　　效】破血逐瘀，通经

【主治病证】血滞经闭，癥瘕积聚，跌打损伤

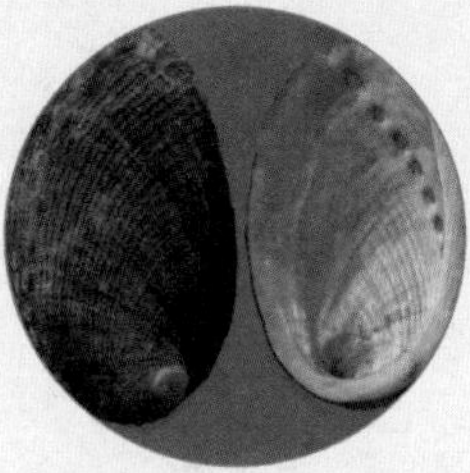

石决明

【来　　源】软体动物门鲍科动物杂色鲍（九孔鲍）、皱纹盘鲍、羊鲍、澳洲鲍、耳鲍或白鲍的贝壳

【主 产 地】福建以南沿海，以及越南、印度尼西亚、菲律宾等国家

【性状要点】呈长卵圆形，内面观略呈耳形；表面为暗红色，有多数不规则螺肋和细密生长线，螺旋部小，体螺部大，从螺旋部顶处开始向右排列有 20 余个疣状突起，末端有 6 ~ 9 个开孔，孔口与壳面平；内面光滑，具珍珠样彩色光泽

【功　　效】平肝潜阳，清肝明目

【主治病证】❶ 肝阳上亢之头晕目眩

❷ 肝火之目赤翳障，肝虚之目昏

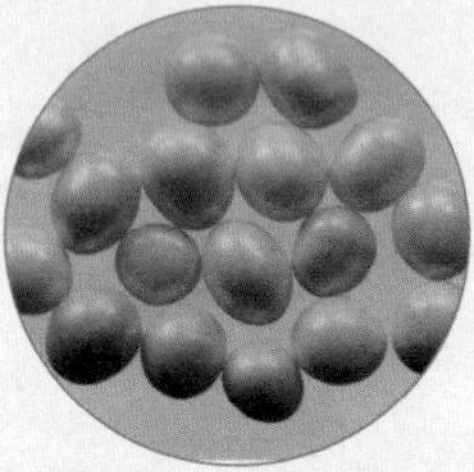

珍珠

【来　　源】软体动物门珍珠贝科动物马氏珍珠贝、蚌科动物三角帆蚌或褶纹冠蚌等双壳类动物受刺激而形成的珍珠。

别名：真珠、濂珠

【主 产 地】廉江，广西合浦、北海，海南及台湾（海珠）；浙江、江苏、江西、湖南（淡水珍珠）

【性状要点】呈类球形、卵圆形、长圆形或棒形；表面为类白色、浅粉红色、浅黄绿色或浅蓝色，半透明，平滑或微有凹凸，具特有的彩色光泽；质地坚硬，破碎面显层纹；气微，味淡

【功　　效】安神定惊，明目除翳，解毒敛疮，润肤祛斑

【主治病证】❶ 心悸失眠，惊风癫痫
❷ 目赤肿痛，胬肉翳障
❸ 口疮，喉痹，溃疡不敛
❹ 皮肤色斑

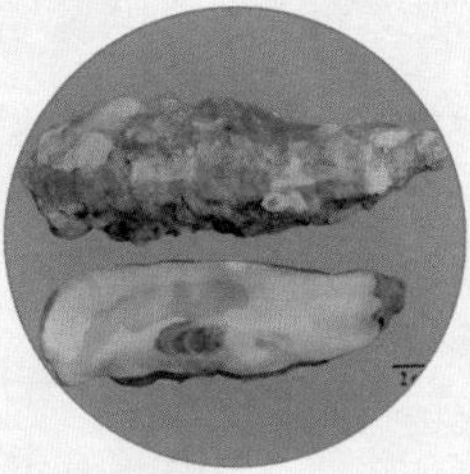

牡蛎

【来　　源】软体动物门牡蛎科动物长牡蛎、大连湾牡蛎或近江牡蛎的贝壳。

别名：左牡蛎

【主 产 地】山东以北至东北沿海

【性状要点】呈长片状，背腹缘几平行；右壳较小，鳞片坚厚，呈层状或层纹状排列；壳外面平坦或具数个凹陷，为淡紫色、灰白色或黄褐色；内面瓷白色，壳顶二侧无小齿；左壳凹陷深，鳞片较右壳粗大，壳顶附着面小；质硬，断面呈层状，色洁白；气微，味微咸

【功　　效】平肝潜阳，镇惊安神，软坚散结，收敛固涩，制酸止痛

【主治病证】❶ 阴虚阳亢之头晕目眩，阴虚动风

❷ 心悸失眠，烦躁不安

❸ 癥瘕积聚，瘰疬痰核

❹ 自汗，盗汗，崩漏，带下，遗精

❺ 胃痛泛酸

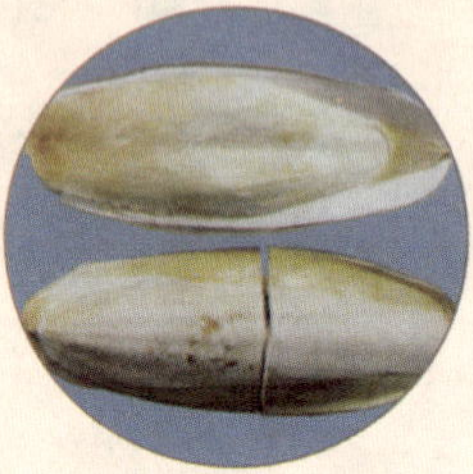

海螵蛸

【来　　源】软体动物门乌贼科动物无针乌贼或金乌贼的干燥内壳。

别名：乌贼骨

【主 产 地】浙江、江苏、广东（无针乌贼）；辽宁、山东（金乌贼）

【性状要点】无针乌贼背面有瓷白色脊状隆起，两侧略显微红色；腹面为白色，自尾端到中部有细密波状横层纹；角质缘半透明，尾部较宽平，无骨针。金乌贼尾部角质缘渐宽，向腹面翘起，末端有一骨针，多已断落

【功　　效】收敛止血，固精止带，制酸止痛，收湿敛疮

【主治病证】❶ 肺胃出血，崩漏下血，创伤出血

❷ 肾虚遗精，赤白带下

❸ 胃痛吞酸

❹ 湿疹湿疮，溃疡不敛

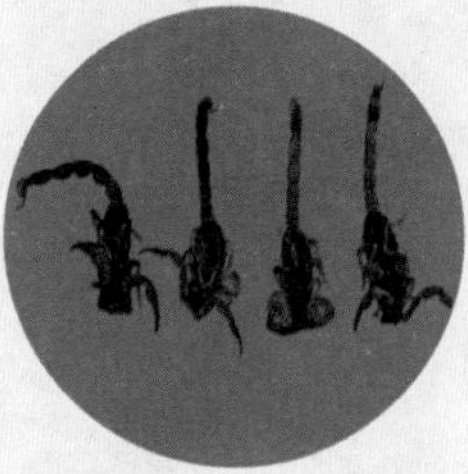

全蝎

【来　　源】节肢动物门蛛形纲钳蝎科动物东亚钳蝎的干燥体

【主 产 地】河南的禹县、南阳、鹿邑，以及山东益都

【性状要点】头胸部与前腹部呈扁平长椭圆形，后腹部呈尾状，皱缩弯曲；背甲上有 5 条隆脊线；背面为绿褐色，后腹部为棕黄色，具 6 节，节上均有纵沟，末节有锐钩状毒刺，毒刺下方无距

【功　　效】息风止痉，攻毒散结，通络止痛

【主治病证】❶ 急惊风，慢惊风，破伤风，中风面瘫，半身不遂，癫痫抽搐

❷ 疮疡肿毒，瘰疬痰核

❸ 风湿顽痹，偏正头痛

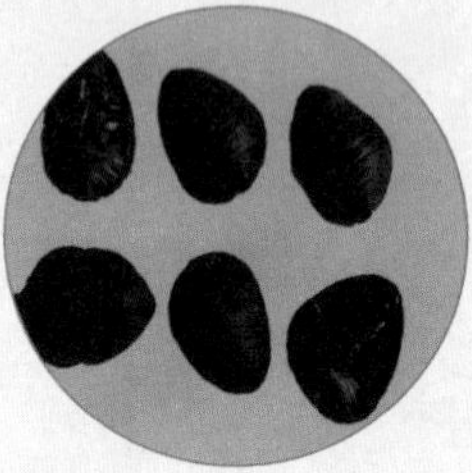

土鳖虫

【来　源】节肢动物门昆虫纲鳖蠊科昆虫地鳖或冀地鳖的雌虫干燥体。
别名：地鳖虫、呙虫、地鳖

【主产地】江苏、安徽、河南、河北（地鳖）；河北、北京、山东、浙江（冀地鳖）

【性状要点】扁平卵形，前端较狭，后端较宽，背部为紫褐色，有光泽，无翅；前胸背板较发达，有胸背板 3 节，盖住头部；腹背板 9 节，呈覆瓦状排列；腹面为红棕色；头部较小，有丝状触角 1 对，常脱落；胸部有足 3 对，具细毛和刺，腹部有横环节；质松脆，易碎；气腥臭，味微咸

【功　效】破血逐瘀，续筋接骨

【主治病证】❶ 血瘀经闭，产后瘀滞腹痛，癥瘕痞块
❷ 跌打损伤，筋伤骨折

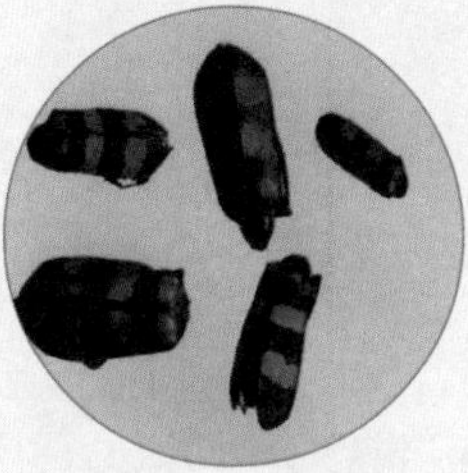

斑蝥

【来　　源】节肢动物门昆虫纲芫青科昆虫南方大斑蝥或黄黑小斑蝥的干燥体

【主 产 地】河南、广西、安徽、云南、四川

【性状要点】南方大斑蝥呈长圆形，长 1.5 ~ 2.5cm；背部具革质鞘翅 1 对，为黑色，有 3 条黄色或棕黄色的横纹；鞘翅下面有棕褐色薄膜状透明的内翅 2 片。黄黑小斑蝥，体型较小，长 1 ~ 1.5cm

【功　　效】攻毒蚀疮，破血逐瘀，散结消癥

【主治病证】① 痈疽不溃，恶疮死肌，顽癣，瘰疬

② 血瘀经闭，癥瘕

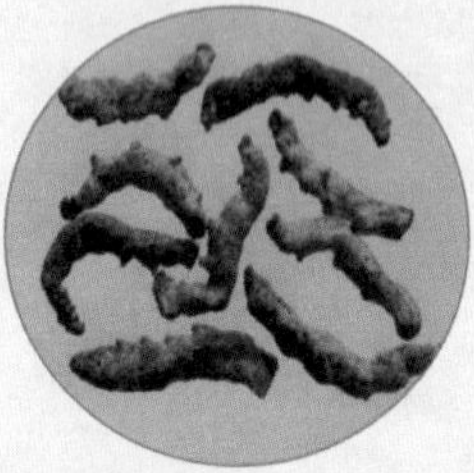

僵蚕

【来　　源】节肢动物门昆虫纲蚕蛾科昆虫家蚕的4～5龄幼虫因感染（或人工接种）白僵菌而致死的干燥体。

别名：白僵蚕

【主 产 地】江苏、浙江、四川、广东

【性状要点】表面为灰黄色，被有白色粉霜状的气生菌丝和分生孢子；头部较圆，有足8对，体节明显；质硬而脆，易折断；断面平坦，外层为白色，中间有亮棕色或亮黑色的丝腺环4个

【功　　效】息风止痉，祛风止痛，化痰散结

【主治病证】❶ 急惊风，慢惊风，中风面瘫，癫痫

❷ 风热或肝热之目赤头痛，咽喉肿痛

❸ 风疹瘙痒

❹ 瘰疬痰核，痄腮

真题演练

中药一

39. 具有“白颈”特征的药材是

A. 水蛭
B. 地龙
C. 全蝎
D. 斑蝥
E. 蛤蚧

【答案】B

97. 质硬脆，易折断，断面平坦，中间可见 4 个丝腺环的是

A. 僵蚕
B. 地龙
C. 全蝎
D. 蟾酥
E. 斑蝥

【答案】A

中药二

111. 牡蛎味咸，性微寒，功效为

A. 平肝潜阳
B. 制酸止痛
C. 收敛固涩
D. 镇惊安神
E. 软坚散结

【答案】ABCDE

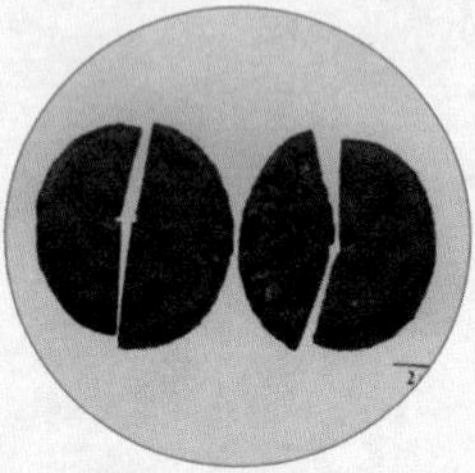

蟾酥

【来　　源】脊索动物门两栖纲蟾蜍科动物中华大蟾蜍或黑眶蟾蜍耳后腺及皮肤腺的干燥分泌物

【主 产 地】辽宁、山东、江苏、河北、安徽

【性状要点】呈扁圆形团块状或片状，为棕褐色或红棕色；气微腥，味初甜，而后有持久的麻辣感，粉末嗅之作嚏；断面沾水，即呈乳白色隆起

【功　　效】解毒消肿，止痛，开窍醒神

【主治病证】❶ 痈疽疔疮，咽喉肿痛，龋齿疼痛
❷ 痧胀腹痛吐泻，甚则昏厥

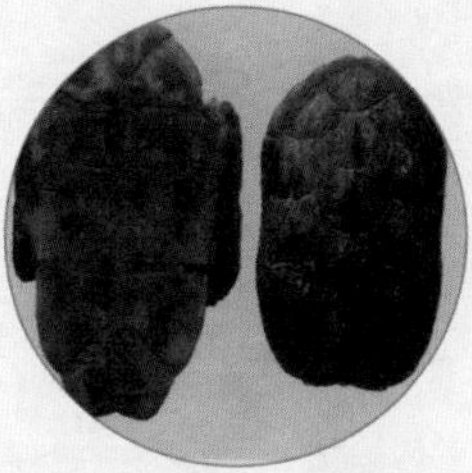

龟甲

【来　　源】脊索动物门爬行纲龟科动物乌龟的干燥背甲及腹甲

【主 产 地】浙江、安徽、湖北、湖南

【性状要点】背甲呈长椭圆形拱状；外表面为棕褐色或黑褐色，脊棱 3 条；颈盾 1 块，前窄后宽；腹甲呈板片状，近长方椭圆形；外表面为淡黄棕色至棕黑色，盾片 12 块，每块常具有紫褐色放射状纹理

【功　　效】滋阴潜阳，益肾健骨，养血补心，凉血止血

【主治病证】❶ 阴虚阳亢之头晕目眩，热病伤阴之虚风内动

❷ 阴虚发热

❸ 肾虚之腰膝痿弱、筋骨不健、小儿囟门不合

❹ 心血不足之心悸、失眠、健忘

❺ 血热崩漏、月经过多

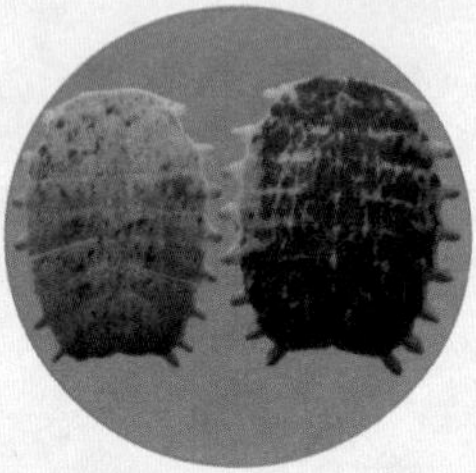

鳖甲

【来　源】脊索动物门爬行纲鳖科动物鳖的背甲

【主 产 地】湖北、安徽、江苏、河南

【性状要点】外表面为黑褐色或墨绿色，略有光泽，具细网状皱纹和灰黄色或灰白色斑点，中间有一纵棱，两侧各有左右对称的横凹纹 8 条，外皮脱落后，可见锯齿状嵌接缝；内表面为类白色，中部有突起的脊椎骨，颈骨向内卷曲，两侧有对称的肋骨各 8 条，伸出边缘

【功　效】滋阴潜阳，退热除蒸，软坚散结

【主治病证】❶ 阴虚阳亢之头晕目眩，热病伤阴之虚风内动

❷ 阴虚发热，久疟疟母，癥瘕

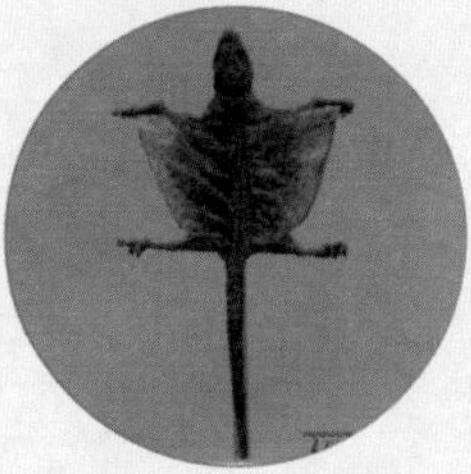

蛤蚧

【来　　源】脊索动物门爬行纲壁虎科动物蛤蚧除去内脏的干燥体

【主 产 地】广西的龙津、大新、百色、容县

【性状要点】头部略呈扁三角形，两眼多凹陷成窟窿，无眼睑，口内角质细齿密生于颚的边缘，无异型大齿；四足均有 5 趾，除第 1 指趾外，均具爪；趾间仅具蹼迹，足趾底面具吸盘；尾细而坚实，几与体长相等，微现骨节，与背部颜色相同，有明显的 6 ~ 7 个银灰色环带

【功　　效】补肺气，定喘嗽，助肾阳，益精血

【主治病证】❶ 肺虚之咳嗽，肾虚之喘促
❷ 肾虚阳痿，精血亏虚

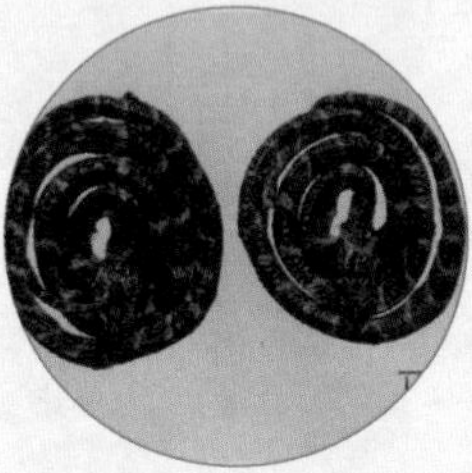

金钱白花蛇

【来　　源】脊索动物门爬行纲眼镜蛇科动物银环蛇的幼蛇除去内脏的干燥体

【主 产 地】广东、广西、海南

【性状要点】呈圆盘状，头盘在中间，尾细，常纳口中，口腔内上颌骨前端有毒沟牙 1 对，有鼻间鳞 2 片，无颊鳞，上下唇鳞通常各为 7 片；背部为黑色或灰黑色，有白色环纹 45 ~ 58 个，黑白相间，白环纹在背部宽 1 ~ 2 行鳞片，向腹面渐增宽，黑环纹宽 3 ~ 5 行鳞片，背正中明显突起 1 条脊棱，脊鳞扩大呈六角形，背鳞细密，通身 15 行，尾下鳞单行；气微腥，味微咸

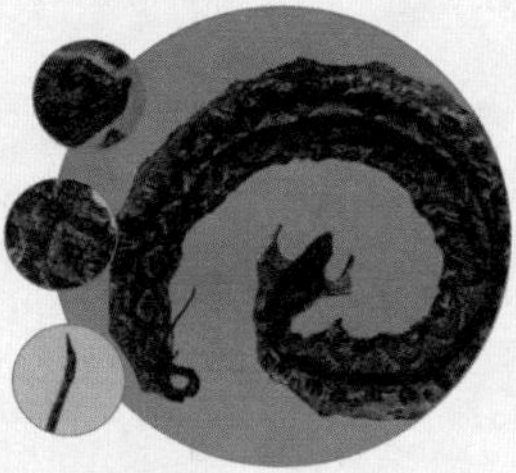

蕲蛇

【来　　源】脊索动物门爬行纲蝰科动物五步蛇除去内脏的干燥体

【主 产 地】浙江的温州、丽水、金华

【性状要点】头在中间稍向上，呈三角形扁平状，吻端向上（翘鼻头）；背部两侧各有黑褐色与浅棕色组成的“V”形斑纹 17 ~ 25 个，其“V”形的两上端在背中线上相接（方胜纹）；腹部撑开或不撑开，为灰白色，鳞片较大，有黑色类圆形的斑点（连珠斑）；尾部骤细，末端有三角形深灰色的角质鳞片 1 枚（佛指甲）

【功　　效】祛风通络，定惊止痉

【主治病证】❶ 风湿痹痛，筋脉拘挛
❷ 中风之半身不遂、肢体麻木、眼口㖞斜
❸ 急慢惊风，破伤风
❹ 麻风，顽癣，皮肤瘙痒

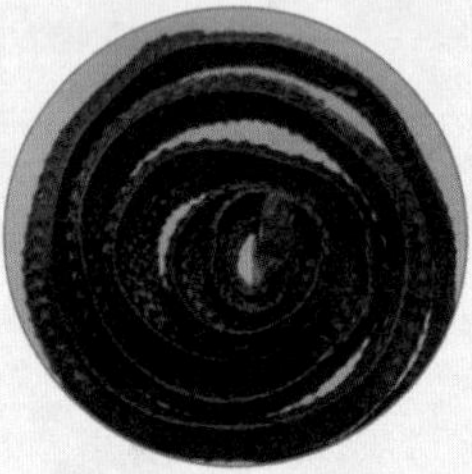

乌梢蛇

【来　　源】脊索动物门爬行纲游蛇科动物乌梢蛇除去内脏的干燥体

【主 产 地】浙江、江苏、安徽、江西

【性状要点】呈圆盘状，表面为黑褐色或绿黑色，密被菱形鳞片；背鳞行数成双，背中央 2 ~ 4 行鳞片强烈起棱，形成 2 条纵贯全体的黑线；头盘在中间，呈扁圆形，眼大而下凹陷，有光泽；上唇鳞 8 枚，第 4、5 枚入眶，颊鳞 1 枚，眼前下鳞 1 枚，较小，眼后鳞 2 枚；脊部高耸成屋脊状，俗称“剑脊”

【功　　效】祛风通络，定惊止痉

【主治病证】❶ 风湿痹痛，筋脉拘挛
❷ 中风之半身不遂、肢体麻木、眼口㖞斜
❸ 破伤风，急惊风，慢惊风
❹ 麻风，顽癣，皮肤瘙痒

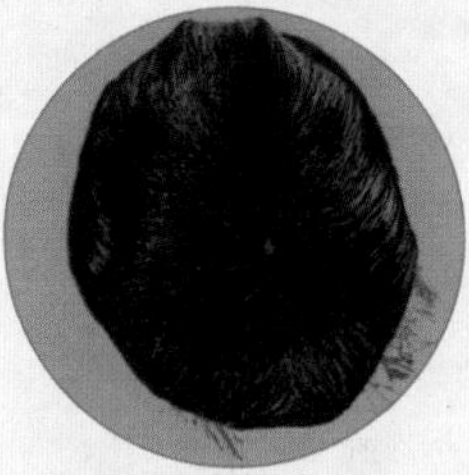

麝香

【来　　源】脊索动物门哺乳纲鹿科动物林麝、马麝或原麝成熟雄体香囊中的干燥分泌物

【主 产 地】西藏、四川、陕西、甘肃、贵州

【性状要点】毛壳麝香呈扁圆形或类椭圆形囊状体，开口面的皮革质，为棕褐色，略平，密生灰白色或灰棕色短毛，从两侧围绕中心排列，中间有一小囊孔；内层皮膜呈棕色，内含颗粒状及粉末状的麝香仁和少量细毛以及脱落的内层皮膜（习称“银皮”）。麝香仁质软，油润，疏松；其中呈不规则圆球形或颗粒状者，习称“当门子”

【功　　效】开窍醒神，活血通经，消肿止痛

【主治病证】
❶ 热病神昏，气郁暴厥，中风痰厥，中恶神昏
❷ 癥瘕，闭经，难产死胎
❸ 心腹暴痛，胸痹心痛，痹痛麻木，跌打损伤
❹ 瘰疬，疮肿，咽喉肿痛

口诀

摄像（麝香），往这瞧（开窍醒神），活童（活血通经）总动（消肿止痛）

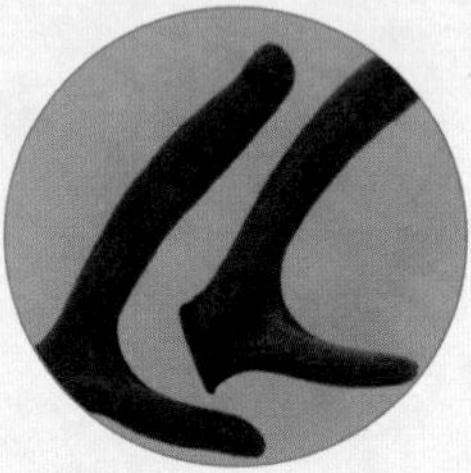

鹿茸

【来　　源】脊索动物门哺乳纲鹿科动物梅花鹿或马鹿的雄鹿未骨化密生茸毛的幼角。前者习称“花鹿茸”（黄毛茸），后者习称“马鹿茸”（青毛茸）

【主 产 地】吉林（花鹿茸）；黑龙江（马鹿茸）

【性状要点】花鹿茸（锯茸）具一个分枝者名“二杠”，具主枝者名“大挺”，离锯口约 1cm 处分出侧枝者名“门庄”，具两个分枝者名“三岔”。马鹿茸具侧枝一个者名“单门”，两个者名“莲花”，三个者名“三岔”，四个者名“四岔”

【功　　效】壮肾阳，益精血，强筋骨，调冲任，托疮毒

【主治病证】
1. 肾阳不足之阳痿滑精，宫冷不孕
2. 精血亏虚之神疲羸瘦、筋骨无力、耳鸣眩晕，小儿骨软行迟、囟门不合
3. 妇女冲任虚寒、带脉不固之崩漏、带下过多
4. 阴疽内陷，疮疡溃久不敛

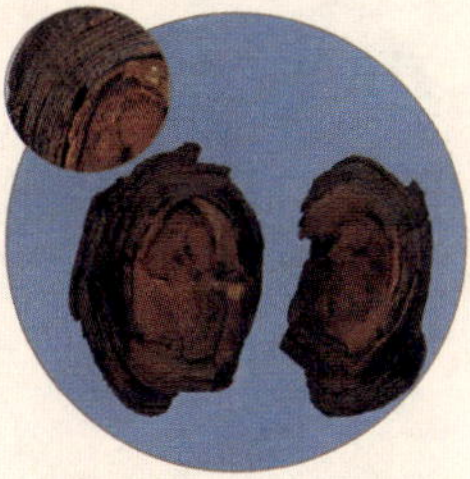

牛黄

【来　　源】脊索动物门哺乳纲牛科动物牛干燥的胆结石。习称“天然牛黄”。在胆囊中产生的称“胆黄”或“蛋黄”，在胆管中产生的称“管黄”，在肝管中产生的称“肝黄”

【主 产 地】西北、华北、东北及西南地区

【性状要点】表面为黄红色至棕黄色，有的表面挂有一层黑色光亮的薄膜，习称“乌金衣”；气清香，味先苦后微甘，有清凉感，嚼之易碎，不粘牙；取本品少量，加清水调和，涂于指甲上，能将指甲染成黄色，且经久不退，习称“挂甲”

【功　　效】清热解毒，化痰开窍，息风止痉

【主治病证】❶ 热毒疮肿，口舌生疮，咽喉肿烂，瘰疬
❷ 温病之热入心包、中风痰热之神昏
❸ 温病之高热动风，痰热癫痫，小儿急惊抽搐

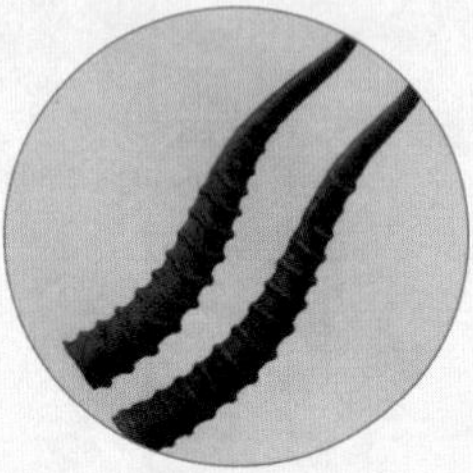

羚羊角

【来　　源】脊索动物门哺乳纲牛科动物赛加羚羊的角

【主 产 地】俄罗斯

【性状要点】除顶端部分外，有 10 ~ 16 个隆起的环脊，间距约 2cm，用手握之，四指正好嵌入凹处；角基部横截面呈类圆形，内有坚硬质重的角柱，习称“骨塞”；除去“骨塞”后，角的下半部呈空洞，全角呈半透明，对光透视，上半段中央有 1 条隐约可辨的细孔道直通角尖，习称“通天眼”

【功　　效】平肝息风，清肝明目，凉血解毒

【主治病证】①肝热急惊，癫痫抽搐

②肝阳上亢之头晕目眩

③肝火炽盛之头痛目赤

④温热病之壮热神昏、狂躁谵语、抽搐，温毒发斑，痈疮肿毒

真题演练

（中药一）17. 具有“翘鼻头”“方胜纹”和“连珠斑”性状特征的药材是

A. 海马

B. 蛤蚧

C. 蕲蛇

D. 乌梢蛇

E. 金钱白花蛇

【答案】C

30. 鹿茸药材中的“莲花”指的是

A. 两个侧枝的马鹿茸

B. 一个侧枝的马鹿茸

C. 三个侧枝的马鹿茸

D. 两个侧枝的花鹿茸

E. 三个侧枝的花鹿茸

【答案】A

（中药二）75. 某男，62 岁，患风湿痹痛，筋脉拘挛，近日又见口眼㖞斜，宜选用的药是

A. 木瓜

B. 独活

C. 穿山龙

D. 蕲蛇

E. 豨莶草

【答案】D

第三篇

常用矿物类中药

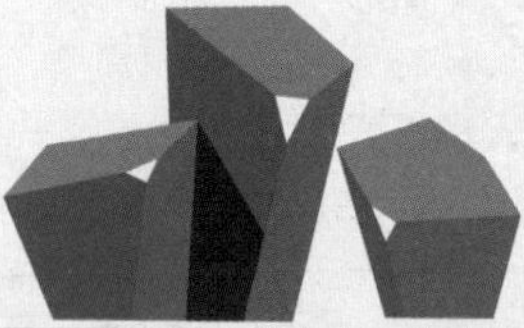

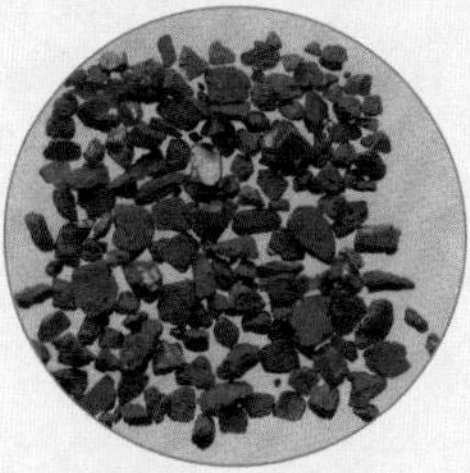

朱砂

【来　　源】硫化汞（HgS）。

别名：丹砂、辰砂、镜面砂、朱宝砂

【主 产 地】湖南、贵州、四川、广西

【性状要点】药材呈颗粒状或块片状，色鲜红或暗红；条痕为红色至褐红色，具光泽；体重，质脆，片状者易破碎，粉末状者有闪烁的光泽；气微，味淡。饮片（朱砂粉）为朱红色极细粉末；体轻，用手指撮之无粒状物；以磁铁吸之，无铁末

【功　　效】镇心安神，清热解毒

【主治病证】❶ 心火亢盛之心神不安、惊悸不眠、胸中烦热，癫痫，癫狂

❷ 疮疡，口疮，咽痛

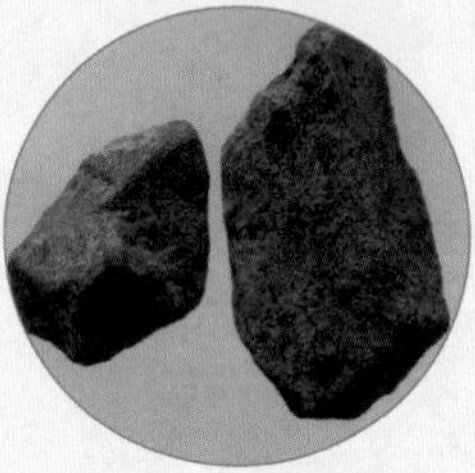

雄黄

【来　　源】二硫化二砷（As_2S_2）

【主 产 地】湖南、湖北、贵州、云南

【性状要点】为块状或粒状集合体，呈不规则块状；色深红或橙红；条痕为淡橘红色；晶面有金刚石样光泽，断面具树脂样光泽；微有特异臭气，味淡。精矿粉为粉末状或粉末集合体，质松脆，手捏即成粉，色橙黄，无光泽

【功　　效】解毒，杀虫，燥湿祛痰，截疟定惊

【主治病证】❶ 痈疽疔疮，疥癣，蛇虫咬伤
❷ 虫积腹痛，哮喘，疟疾，惊痫

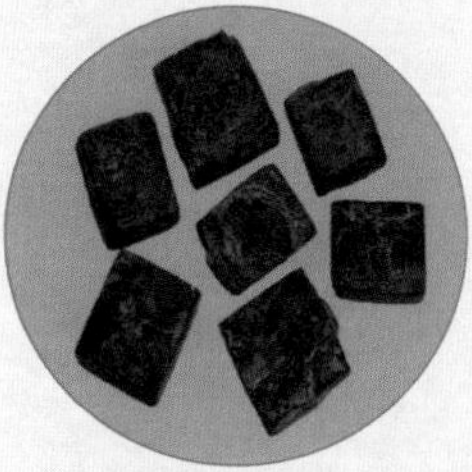

自然铜

【来　　源】二硫化铁（FeS_2）

【主 产 地】四川、广东、云南

【性状要点】晶型多为立方体，集合体呈致密块状；有的表面为亮淡黄色，有金属光泽，有的表面为黄棕色或棕褐色，无金属光泽，条痕为绿黑色或棕红色；具条纹，体重，质坚硬或稍脆，易砸碎；断面黄白色，有金属光泽，或为棕褐色，可见银白色亮星

【功　　效】散瘀止痛，接骨疗伤

【主治病证】跌打损伤，骨折肿痛

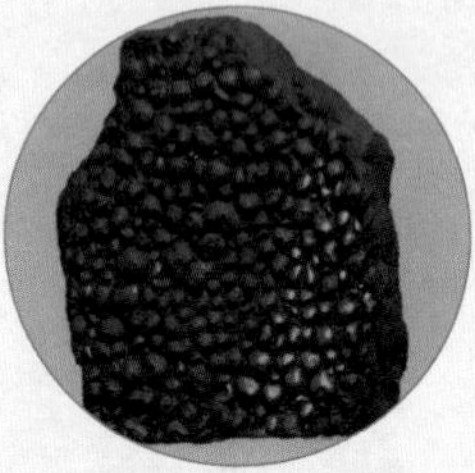

赭石

【来　源】三氧化二铁（Fe_2O_3）。
别名：代赭石

【主产地】河北、山西、广东

【性状要点】为鲕状、豆状、肾状集合体，多呈不规则的扁平块状，为暗棕红色或灰黑色；条痕为樱红色或红棕色，有的有金属光泽；一面多有圆形突起，习称“钉头”；另一面与突起相对应处有同样大小的凹窝；体重，质硬，砸碎后断面显层叠状；气微，味淡

【功　效】平肝潜阳，重镇降逆，凉血止血

【主治病证】❶ 肝阳上亢之头晕目眩
❷ 呃逆，呕吐，嗳气，喘息
❸ 血热气逆之吐衄、崩漏

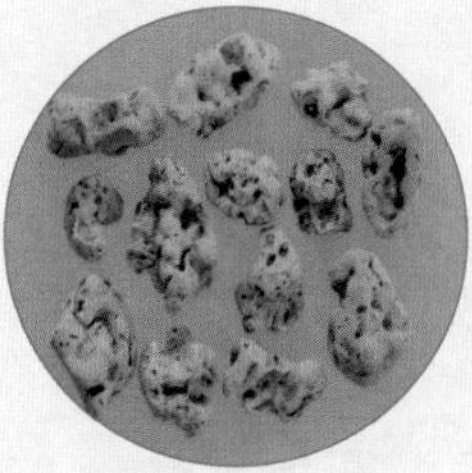

炉甘石

【来　　源】碳酸锌（$ZnCO_3$）

【主 产 地】湖南、广西、四川

【性状要点】为块状集合体，呈不规则块状、圆形或扁平形；表面为灰白色或淡红色，显粉性，无光泽，凹凸不平，多孔，似蜂窝状；条痕白，体轻，质松易碎；断面为灰白色或淡棕色，有吸湿性；气微，味微涩

【功　　效】明目去翳，收湿生肌

【主治病证】❶ 目赤翳障，烂弦风眼
❷ 湿疮湿疹，疮疡溃烂不敛

口诀

庐（炉甘石）名医（明目去翳）把握时机（收湿生肌）救人

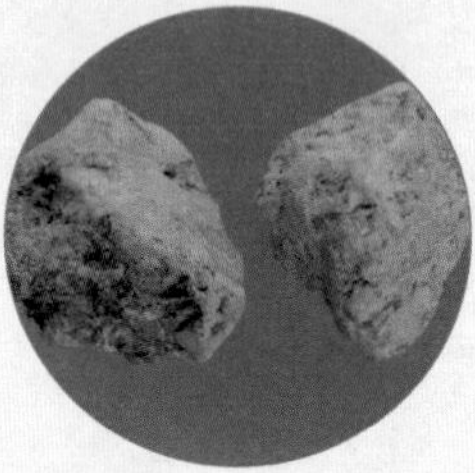

滑石

【来　　源】含水硅酸镁[$3MgO \cdot 4SiO_2 \cdot H_2O$]

【主 产 地】山东、江苏、陕西

【性状要点】习称“硬滑石”，多为块状集合体，呈不规则块状，为白色、黄白色或淡蓝灰色，有蜡样光泽；条痕为白色；质软，细腻，手摸有滑润感，无吸湿性，置水中不崩散。饮片（滑石粉）为类白色或黄白色的极细无砂性的粉末，手摸之有滑腻感，粘手；在水、稀盐酸或稀氢氧化钠溶液中均不溶解

【功　　效】利尿通淋，清解暑热，清热收湿敛疮（外用）

【主治病证】❶ 湿热淋证，小便不利
❷ 湿温胸闷，湿热泄泻，暑热烦渴
❸ 湿疹，湿疮，痱子

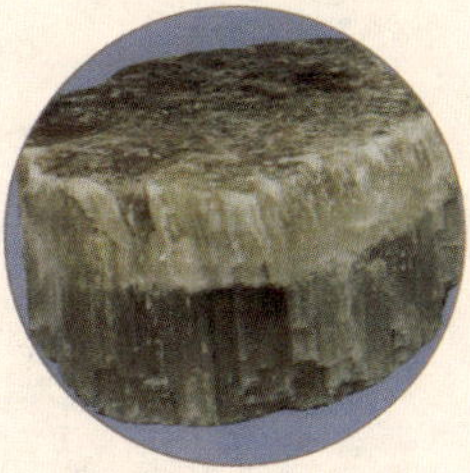

石膏

【来　　源】含水硫酸钙（$CaSO_4 \cdot 2H_2O$）

【主 产 地】湖北应城

【性状要点】为纤维状的集合体，呈长块状、板块状或不规则块状，为白色、灰白色或淡黄色，有的半透明；条痕白色；体重，质软，纵断面具绢丝样光泽；气微，味淡；取药材一小块（约 2g），置于具有小孔软木塞的试管内，灼烧，管壁有水生成，小块变为不透明体

【功　　效】生用：清热泻火，除烦止渴
煅用：收湿敛疮，生肌止血

【主治病证】❶ 温病之气分高热证，肺热咳喘
❷ 胃火上炎之头痛、口舌生疮、牙龈肿痛
❸ 湿疹，疮疡不敛，水火烫伤，外伤出血

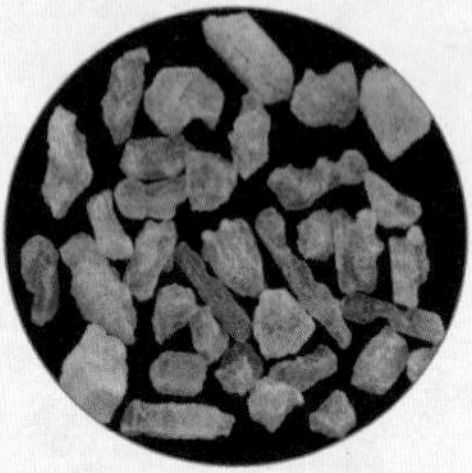

芒硝

【来　　源】含水硫酸钠（$Na_2SO_4 \cdot 10H_2O$）。
别名：马牙硝、英硝、金硝、牙硝

【主 产 地】全国大部分地区均有生产；多产于海边碱土地区。矿泉、盐场附近及潮湿的山洞中

【性状要点】为棱柱状、长方形或不规则块状及粒状，无色透明或类白色半透明，暴露于空气中表面会逐渐风化而覆盖一层白色粉末（无水硫酸钠）；条痕白色；质脆，易碎，断面呈玻璃样光泽；气微，味咸

【功　　效】泻下，软坚，清热，回乳（外用）

【主治病证】❶ 实热积滞，大便燥结
❷ 口舌生疮，咽喉肿痛，目赤肿痛，疮疡，肠痈，乳痈，痔疮肿痛

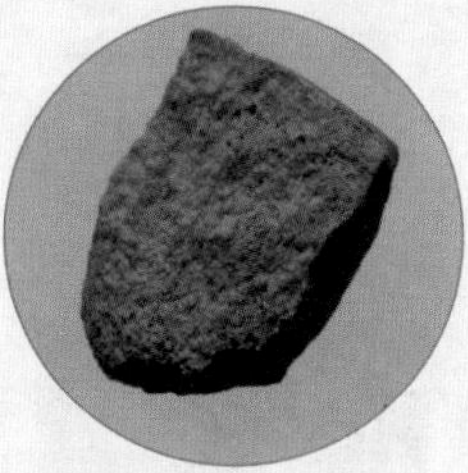

硫黄

【来　　源】主含硫（S）

【主 产 地】山西、河南、山东

【性状要点】呈不规则块状呈黄色或略呈绿黄色；表面不平坦，呈脂肪光泽，常有多数小孔；体轻，质松，易碎；断面常呈针状结晶形；用手握紧置于耳旁，可闻轻微的爆裂声；具有特异的臭气，味淡

【功　　效】外用：解毒杀虫止痒
内服：补火助阳通便

【主治病证】❶ 疥癣，湿疹，秃疮，阴疽恶疮
❷ 肾阳不足之阳痿、小便频数，肾虚喘促
❸ 虚冷便秘

真题演练

（中药一） 40. 试卷附图图 6 ~图 10 中，图示中药主要含 $Na_2SO_4 \cdot 10H_2O$ 的是

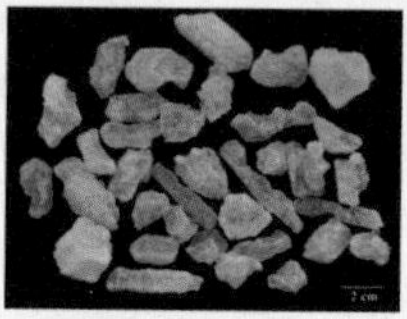

A. 图 6

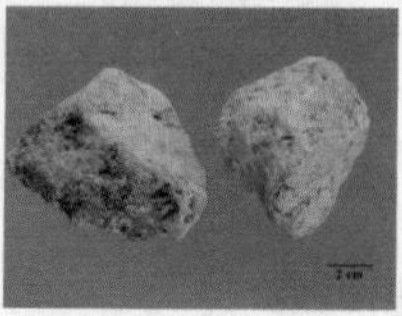

B. 图 7

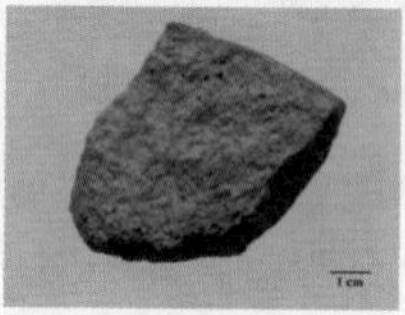

C. 图 8

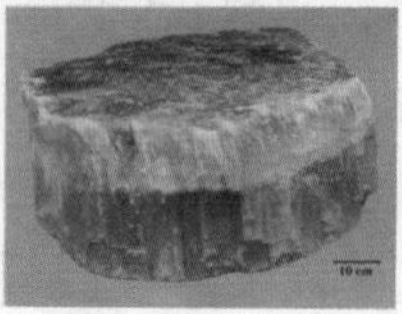

D. 图 9

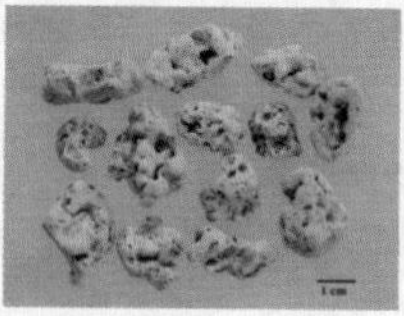

E. 图 10

【答案】A

真题演练

(中药二) 14. 某男，60 岁，患皮肤瘙痒 3 年，刻下全身遍布抓痕、痂皮、黑色斑点，时起脓疱，自觉奇痒，搔抓不已，遇热及夜间更甚，痛苦不堪。医师诊为疥疮，准备为其配制杀虫止痒外用药膏，宜选用的药是

A. 硫黄
B. 雄黄
C. 轻粉
D. 蟾酥
E. 铅丹

【答案】A